一流本科专业建设系列教材·药学专业

药物化学实验与学习指导

主　编　李　鲜　何江波

副主编　王　扣　孙　赟　李冬梅　何永辉

编　委（按姓氏笔画排序）

丁彩凤（昆明医科大学）　　　　　　　于浩飞（昆明医科大学）

王　扣（昆明医科大学）　　　　　　　王继良（昆明医科大学）

朱艳玲（昆明医科大学海源学院）　　　刘丹丹（昆明医科大学）

祁艳艳（云南民族大学）　　　　　　　孙　赟（云南中医药大学）

李　鲜（昆明医科大学）　　　　　　　李冬梅（大理大学）

李明明（云南中医药大学）　　　　　　何永辉（云南民族大学）

何江波（昆明学院）　　　　　　　　　邹　澄（昆明医科大学）

张荣平（云南中医药大学）　　　　　　张毅立（昆明医科大学）

房立真（新乡医学院）　　　　　　　　胡建林（昆明医科大学）

秦　静（昆明学院）　　　　　　　　　曹树明（昆明医科大学）

蒋云涛（云南民族大学）

U0228436

科学出版社

北　京

内 容 简 介

　　本教材由两部分组成：药物化学实验和学习指导与习题集。第一部分为药物化学实验，由药物化学实验基础知识、药物化学基础实验、药物化学综合性实验和附录四章组成。第二部分为学习指导与习题集，共 14 章，题型包括单项选择题、多项选择题、配伍选择题、简答题和合成题，并在此基础上进行章节内容知识拓展。

　　本教材编写密切配合药物化学课程的教学需要，主要供药学类各专业学生学习药物化学课程时，在复习各章内容的基础上，掌握各章的难点和要点，进行自我水平测试。

图书在版编目（CIP）数据

药物化学实验与学习指导 / 李鲜，何江波主编. —北京：科学出版社，2022.8
一流本科专业建设系列教材·药学专业
ISBN 978-7-03-068677-0

Ⅰ. ①药… Ⅱ. ①李… ②何… Ⅲ. ①药物化学-化学实验-高等学校-教学参考资料 Ⅳ. ①R914-33

中国版本图书馆 CIP 数据核字（2021）第 075270 号

责任编辑：李 植 / 责任校对：宁辉彩
责任印制：赵 博 / 封面设计：陈 敬

科学出版社 出版
北京东黄城根北街 16 号
邮政编码：100717
http://www.sciencep.com
三河市骏杰印刷有限公司印刷
科学出版社发行 各地新华书店经销
*

2022 年 8 月第 一 版　　开本：787×1092　1/16
2025 年 1 月第四次印刷　　印张：7
字数：140 000
定价：35.00 元
（如有印装质量问题，我社负责调换）

前　言

　　药物化学是药学类各专业的核心课程，由理论课和实践课组成。药物化学实验是药物化学课程的重要组成部分，是理论与实践密切结合的重要教学环节。通过实验，学生可以更好地掌握药物化学的基本理论与基本操作技能，培养分析问题、解决问题、独立设计实验和实施实验的能力。

　　本教材由两部分组成，即药物化学实验和学习指导与习题集。

　　第一部分为药物化学实验，由药物化学实验基础知识、药物化学基础实验、药物化学综合性实验和附录四章组成。通过药物化学基础实验，可使学生熟练掌握药物制备的基本操作技术及理论知识。通过药物化学综合性实验，可培养学生分析问题、解决问题、综合应用各种基本实验操作技能实施实验的能力，以及培养学生严谨的科学态度，启发其科研创新性思维和团队协作精神。从药物化学基础实验到综合性实验，实现了从基本操作到专业实验，再到综合性实验的一体化教学，有助于培养学生理论联系实际的能力。药物化学基础实验和药物化学综合性实验部分实验内容用英文编写，其表述尽量与英文教科书及专业文献中的表述一致，以帮助学生熟悉专业英语，提高学生阅读英文文献和撰写英文论文的能力。

　　第二部分为学习指导与习题集，共 14 章，题型包括单项选择题、多项选择题、配伍选择题、简答题和合成题，并在此基础上进行章节内容知识拓展。本教材编写密切配合药物化学课程的教学需要，主要供药学类各专业学生学习药物化学课程时，在复习各章内容的基础上，掌握各章的难点和要点，进行自我水平测试。

　　本教材是由长期从事教学、科研的药物化学教师共同编写，经编委反复讨论、修改，共同努力完成。本教材难免存在不足之处，欢迎读者予以指正，使教材得以修订和更加完善。

编　者
2020 年 3 月 30 日

目　　录

第一部分　药物化学实验

第一部分 药物化学实验

第一章 药物化学实验基础知识

第一节 实验室注意事项

药物化学实验所用的药品多是有毒、可燃、有腐蚀性或爆炸性的，所用的实验仪器多为玻璃制品，实验过程中若不注意，则易发生烧伤、割伤，甚至中毒或者爆炸等事故。为此，实验过程中必须牢固树立安全意识，遵守实验操作规程，加强安全防范措施。

（一）实验室规则

1. 实验前认真预习实验内容，做到原理清楚，目的明确，对实验步骤、实验装置和注意事项做到心中有数，写出实验预习报告。

2. 进入实验室必须穿实验服，长发束好，不准穿拖鞋，不得赤脚，不应佩戴隐形眼镜（防止与有机溶剂反应而变质）。熟悉安全用具（如灭火器材、沙箱及急救药箱）的放置地点和使用方法。

3. 实验开始前，先清点仪器，如发现缺损立即补领或更换，检查仪器是否干净或干燥。对于特殊仪器设备，应在指导教师示范后方可使用。

4. 应严格按照实验步骤、仪器规格和试剂用量进行操作。取试剂时注意瓶盖、瓶塞不要放错，取出的试剂不可再倒回原试剂瓶，严禁口试样品。取用完毕，应立即盖上瓶塞，归还原处。使用易燃易爆药品时，应远离火源。

5. 实验过程中精神集中，认真操作，细心观察，积极思考，如实记录。保持安静，严禁互相打闹和大声喧哗，严禁在实验室内吸烟和进食，不得擅自离开实验场所。

6. 保持实验室整洁。实验台上尽量不放与实验无关的物品。火柴梗、用过的滤纸和沸石等应丢入废物桶内，不能丢入水槽，以免堵塞管道。实验试剂、药品不得随意散失或丢弃，实验室危险废物（废液）应按规定妥善处理。

7. 实验完毕，将仪器洗净后放回指定位置，打扫、整理实验室，检查并关好水、电和门窗，实验原始记录数据经老师检查后方可离开实验室。

8. 实验后对所得结果和数据，按实际情况及时进行整理、计算和分析，认真写好实验报告，按时交给老师。

（二）安全及事故的预防与处理

药物化学实验室经常使用易燃易爆有毒的试剂，如乙醚、乙醇、甲醇、丙酮、氢气、苯等，以及强酸强碱等腐蚀性的试剂，也常使用玻璃仪器、电气设备等。一旦使用不当，难免会发生火灾、爆炸、中毒、烫伤、割伤或触电等事故，因此，实验中应严格遵守相关规章制度，避免实验事故的发生。

1. 防火 药物化学实验使用的有机试剂或溶剂多具挥发性和易燃性，因此着火是实验室常见的事故之一。防火的基本原则是让易燃溶剂（如石油醚、乙醚、丙酮、苯等）尽可能远离火源。一旦发生火灾，应保持镇静，立即采取相应措施，把事故损失减到最小。首先应马上熄灭附近所有火源，切断电源，迅速移开附近易燃物质，防止火势蔓延。如果是少量溶剂着火，可任其烧完，或可用湿布、木块或黄沙盖灭。如果是锥形瓶、烧杯、蒸发皿内溶剂着火，可用石棉布或湿布盖灭。如果燃着的液体洒在地板或桌面上，应用干燥细沙扑灭。如果衣服着火，切勿奔跑，化纤织物最好立即脱除。一般小火可用湿抹布、灭火毯等包裹使火熄灭。若火势较大，可就近用水龙头浇灭。必要时可就地卧倒打滚，一方面防止火焰烧向头部；另一方面在地上压住着火处，使之隔绝空气而灭火。

常用灭火器如下。

干粉灭火器：干粉灭火器的原理是以二氧化碳气体或氮气气体作动力，将桶内的干粉喷出灭火。内部的干粉无毒、无腐蚀性、不导电，因此可用于扑救带电设备的火灾，也可用于扑灭油类、有机溶剂等易燃液体、可燃性气体和珍贵仪器设备的火灾。

二氧化碳灭火器：钢筒内装有压缩的液态二氧化碳，使用时打开开关，二氧化碳气体即喷出，用以扑灭油脂、电器及较贵重设备着火。二氧化碳灭火器是化学实验室中常用的一种灭火器，使用时应注意，一手提灭火器，一手应握在喷二氧化碳喇叭筒的把手上。因喷出二氧化碳时压力骤然降低，温度也骤降，手若握在喇叭筒上易被冻伤。

泡沫灭火器：原理是内部分别装有含发泡剂的碳酸氢钠溶液和硫酸铝溶液，使用时将筒身颠倒，两种溶液混合反应生成大量二氧化碳泡沫，将生成的泡沫压出喷嘴进行灭火。大量二氧化碳泡沫喷出不仅会造成严重污染，还会给后期处理带来麻烦。因此，非大火通常不用泡沫灭火器，同时如果电器着火，也不能用泡沫灭火器灭火，因为其含有水能导电，会使人触电甚至死亡。因此该类型灭火器已基本淘汰。

无论用何种灭火器，都应该从火的四周开始向中心扑灭，把灭火器的喷出口对准火焰的底部，在抢救过程中切勿犹豫。

实验过程中，还应注意以下几点。

（1）实验室内不准存放大量易挥发、易燃物质，严禁使用敞口容器存放、加热或蒸除易燃及易挥发有机溶剂。盛有易燃溶剂的容器应保存在危险药品橱内。不得在烘箱内存放、干燥、烘焙有机物。强氧化性的试剂（如过氧化氢、硝酸钾、高氯酸及其盐等）宜避光保存，防止撞击和摩擦。低温自燃性物质，如 P（红磷、黄磷）、S（硫黄）及一些金属粉（Mg、Al）等，宜置于阴凉处保存。

（2）使用特殊的化学试剂时要注意防火。例如，在催化氢化还原反应时，常用干燥的钯碳（Pd/C）作为催化剂。Pd/C 很容易与空气中的氧气发生化学反应而燃烧。因此，最好不要直接添加 Pd/C，而应在氮气保护的环境下使用。使用无水试剂时，要先用干燥剂预先干燥。

（3）钾、钠等金属遇水易燃，严禁与水接触。可用乙醇清理使用过钠、钾的现场及工具，不可用湿抹布擦拭台面。剪过钠、钾的剪刀及使用过的滤纸用乙醇浸泡后蘸水洗，不可直接扔入垃圾桶。处理大量的钠、钾需在空旷地带。丁基锂遇空气易燃，遇水剧烈燃烧，甚至爆炸，制备、使用和处理时应非常小心，做好安全防护措施。

（4）开启电炉，点燃酒精灯等明火前，一定要保证四周没有易燃物。使用酒精灯时，应随用随点燃，不用时盖上灯罩，不要用已点燃的酒精灯去点燃别的酒精灯，以免酒精溢出引发着火。

（5）回流或蒸馏液体时应在加热前放入沸石，以防溶液因过热暴沸而冲出。若加热前忘记加沸石，则应先停止加热，待稍冷后再加入，绝不能直接将沸石加至将近沸腾的液体中，否则会导致液体剧烈暴沸冲出瓶外引发危险。

（6）蒸馏易燃有机溶剂时，不能用明火直接加热，要根据溶液的沸点选择油浴、水浴或电热套等。容器要气密性良好，切勿漏气，尾气的出口应远离火源，可用橡皮管通往室外或插在水槽中的出水管内。冷凝管要保持畅通，避免因大量有机溶剂挥发引发火灾或造成实验人员溶剂中毒。

（7）添加或转移易燃有机溶剂时，应暂时熄火或远离火源。因事离开实验室时，应关闭热源。

（8）如果实验室发生比较大的火灾，应根据具体情况采用不同的灭火器进行灭火。

2. 防爆　在药物化学实验室中，有时会发生爆炸事故。因此，在实验过程中，还应注意以下几点。

（1）实验室的冰箱不得存放过量易燃的有机溶剂，以防冰箱的电火花引爆有机溶剂。

（2）不可随便混合化学药品，否则可能发生爆炸。例如，乙醇和浓硝酸混合，或氧化剂和还原剂的混合物在受热、摩擦或撞击时会发生爆炸；过氧化物、芳香族多硝基化合物、叠氮化合物等在受热或受到剧烈碰撞时，均可发生爆炸；久置的乙醚、四氢呋喃、二氧六环类溶剂，剧烈震动会发生爆炸，使用前要加入还原剂，除掉生成的过氧化物，蒸馏时切勿蒸得太干，以免过氧化物浓度过高而发生爆炸。

（3）仪器安装、选择不正确及实验操作不当，也会引起爆炸。例如，常压操作时，整套装置要保持与大气相通，若实验装置被堵塞，会引起爆炸；减压蒸馏时需使用圆底烧瓶作接收器，不可使用平底烧瓶、锥形瓶、薄壁试管等不耐压容器作为接收器；加压操作时，选用适当厚度的玻璃封管，经常注意反应器内压力，不可超过安全负荷，应使用防护屏或戴防护面罩。

（4）易燃易爆气体（如氢气、乙炔等气体，烃类、煤气和有机蒸气等）大量逸入空气，易引起爆燃。因此要保持室内通风良好，避免蒸气滞留室内引起爆炸。装有气体的钢瓶不得在地上滚动，不得撞击或随意调换钢瓶表头，应使用钢瓶车搬运钢瓶。

（5）反应过于剧烈时易引发爆炸，因此反应过程中应适当控制加料速度和反应温度，必要时采取冷却措施来控制反应的剧烈程度。

（6）使用干冰时，不能用铁器用力撞击，而应使用木槌敲击。

3. 防中毒　化学药品大多数具有一定的毒性，特别是致癌性，使用不慎会对人体造成一定的毒害，甚至会危及生命健康，必须引起足够重视。要遵照有关规定使用化学药品。

（1）有些有毒化学物质常常会渗入皮肤，通过皮肤吸收而引起中毒。因此在接触固体或液体有毒物质时，必须戴塑胶手套，操作后立即洗手，切勿让有毒物品沾及五官或伤口。

（2）有些反应可能产生有毒或腐蚀性气体，经呼吸道吸入人体造成中毒。因此实验时必须在通风橱内进行，不得将头伸入橱内，实验后应及时清洗使用的器皿。要经常用气体检验器检测空气中毒气的浓度，即使浓度低的毒气，也不允许有微量的泄漏。

（3）有时试剂瓶上的标签可能会误标，因此不要用口尝任何化学品，以免引起中毒。

（4）剧毒药品应妥善保管，不准乱放。应有专人负责收发，并向使用有毒药品者提出必须遵守的操作规程。实验后的剧毒物品残渣必须做有效而妥善的处理。

（5）实验室中的一些常用试剂（如甲醇、乙醚、丙酮、二硫化碳、氯代烃及酚类化合物等）具有一定的毒性，需在通风橱内小心使用。

实验过程中一旦发生中毒现象，应先让中毒者及时离开现场，到通风好的地方进行适当处理及救治，严重中毒者应及时送往医院进行治疗。

4. 防灼伤　皮肤在接触高温、低温或腐蚀性物质后均有可能被灼伤。为避免灼伤，实验时一定要做到如下几点。

（1）处理热的物体和具有腐蚀性的化学物品时应非常小心，勿使其与身体的任何部位直接接触，实验时要佩戴橡胶手套和防护眼镜。

（2）加热或煮沸盛有液体的试管时，管口不得朝向自己或他人；在加热或反应进行中，不得接近试管口或烧瓶通过上口向下观察反应物。

（3）禁止用口吸移液管移取浓酸、浓碱，应该用洗耳球吸取。

（4）用塞子堵住试管和烧瓶振摇，不可以用手和拇指堵塞瓶口。

（5）在稀释浓硫酸时，切勿倾水入酸，必须将酸分批注入水中，同时加以搅拌。

（6）酸灼伤：立即用大量水冲洗（皮肤被浓硫酸沾污时应先用干抹布吸去浓硫酸，再用清水冲洗，以免硫酸遇水时强烈放热而加重伤势），再用3%～5%的碳酸氢钠溶液淋洗，最后再用水洗。严重者将蚀伤部位擦干，到医院治疗。

（7）碱灼伤：立即用大量水冲洗，至碱性物质基本消失为止，再用1%～2%的乙酸或3%的硼酸进一步冲洗。然后涂上甘油或烫伤油膏。或用10%硫代硫酸钠溶液淋洗或用湿的硫代硫酸钠纱布覆盖伤处。

（8）溴灼伤：这是很危险的。液溴和溴蒸气对皮肤和黏膜具有强烈的刺激性和腐蚀性，被溴灼伤后的伤口一般不易愈合，必须严加防范。凡用到溴时都必须预先配制好适量的20%硫化硫酸钠溶液备用。一旦有溴沾到皮肤上，立即用硫代硫酸钠溶液冲洗，再用大量水冲洗干净，包上消毒纱布后就医，也可立即用大量水冲洗，再用乙醇擦至无溴液存在为止，然后涂上甘油，用力按摩，将伤处包好后就医。

5. 防割伤 药物化学实验室中主要使用玻璃仪器,使用的基本原则:不能对玻璃仪器的任何部位施加过度的压力。被仪器割伤时,首先应检查伤口处有无玻璃碎屑或固体物,清除玻璃屑或固体物后再用水洗涤伤口,涂上药水后再用无菌绷带扎住,或用创可贴进行包扎、保护。特别需要注意的是,不要让伤口接触到化学药品而引起中毒。大伤口应先压紧主血管以防止大量出血,并立即送医院救治。

6. 防触电 使用电器时,应防止人体与电器导电部分直接接触,不能用湿手或用手握湿的物体接触插头。为了防止触电,装置和设备的金属外壳等都应连接地线,所有电源的裸露部分都应有绝缘装置,保险丝型号与实验室允许的电流量必须相配;负荷大的电器应接较粗的电线。生锈的仪器或接触不良处,应及时处理,以免产生电火花。已损坏的接头、插座、插头或绝缘不良的电线应及时更换。电路中各接点要牢固,电路元件两端接头不能直接接触,以免烧坏仪器或发生触电、着火等事故。实验开始以前,应先由教师检查线路并经其同意后,方可插上电源。实验后应切断电源,并将电源插头拔下。如遇有触电事故,首先应切断电源,然后在必要时进行心脏复苏,对伤势较重者,应立即送医院医治。

(三)化学药品及试剂的储存与使用

药物化学反应类型众多,使用的化学品也多种多样。有的化学品不稳定,易分解,有的易燃、易爆,有的有剧毒,因此,对化学品的储存及使用应当格外重视。

1. 大多数情况下,实验室所用的化学品一般需储存在带磨口的玻璃瓶内。

2. 对于能够与玻璃反应的化合物(如氢氟酸),则使用塑料或金属容器。

3. 对潮湿空气敏感的物质要密封储存于玻璃安瓿瓶中。吸湿性极强或遇水蒸气强烈水解的试剂,如五氧化二磷、无水氯化钙等,采用蜡封存。对光敏感的化合物,如醚类,在光照下易形成过氧化物,应将此类化合物储存在棕色玻璃瓶中,避光保存。碱金属存放在煤油中,黄磷则需以水覆盖。

4. 有毒物质应按有关部门的规定进行储存。对易产生毒性或腐蚀性蒸气的物质(如溴、发烟硫酸、盐酸、氢氟酸等),建议放在通风、远离人员经常活动的位置或放在通风橱中规定的位置。剧毒物品如氰化物,应储存在加锁的橱柜或保险箱内。

5. 对化学危险品的储存和保管,必须按照爆炸物品、自燃品、遇水燃烧物品、强氧化剂和易燃性液体等分类合理放置、保管。

6. 对于易燃的危险品,应根据其闪点的高低详细分类。

7. 贵重化学品如重金属催化剂等,也应特殊保管、使用。

8. 一般性液体需存放在细颈瓶内,使用的高黏度的液体需放在广口瓶中,易挥发的物质(如硝酸、盐酸、氨水等)及低沸点有机物(如乙醚、丙酮、甲醛、乙醛、氯仿、苯等)必须严密盖紧。氢氧化钠和氢氧化钾溶液需保存在带橡皮塞或塑料塞的瓶内。

所有储存化学品的容器必须清洁并贴上耐久的标签。使用时应做好记录,包括使用人、时间、称重前后的试剂瓶重等。在使用中应注意最大限度地减少与有机溶剂接触:戴橡皮手套或一次性塑料手套,操作后立即洗手。注意,切勿让有毒物质触及五官或伤口。实验室中应充分通风。

(四)实验废弃物的处理

实验室实际上是一类典型的小型污染源。实验室产生的废气、废液、废渣及玻璃废物属于国家规定的危险废物,尤其是有毒废物,如果不进行处理而随意排放,将会污染空气和水源,造成环境污染,危害人体健康,也可能会影响实验分析结果。为防止实验室污物扩散、污染环境,应根据实验室废物的特点,对其进行收集、存放、集中处理。

1. 废气 对少量的有毒气体可通过通风设备(通风橱或通风管道)经稀释后排至室外,通风管道应有一定高度,使排出的气体易被空气稀释。大量的有毒气体必须经过处理(如吸收处理或与氧气充分燃烧),然后才能排到室外。

2. 废液 不要把任何用剩的试剂倒回原试剂瓶中,应根据废液性质的不同,采取正确的废液处理方式,选择合适的容器和存放地点,密闭存放。

一般废液可通过酸碱中和、混凝沉淀、次氯酸钠氧化处理后排放,禁止混合储存,要避光、远离热源，以免发生不良化学反应。对高浓度有机溶剂废液或含有少量被测物的废液应根据其性质尽可能回收再用；对低浓度废液和某些数量较少、浓度较高确实无法回收使用的有机废液，可采用活性炭吸附法、过氧化氢氧化法处理，或在燃烧炉中供给充分的氧气使其完全燃烧。含有剧毒、易燃、易爆化学品的废液，不得倒入废液缸和垃圾桶中，其储存应按危险品管理规定办理；含重金属等的废液，将其有机质分解后，作为无机类废液进行处理。储存废液的容器要防渗漏，防止挥发性气体逸出而污染环境，容器标签必须标明废液种类和储存时间，且储存时间不宜太长，储存量不宜太多，存放地要通风良好。

3. 废渣　会放出毒气或能够自燃的废品（如活性镍、磷、碱金属等）决不能丢弃在废液缸或水槽中。金属钾或钠的残渣应分批地加到大量乙醇中予以分解（操作时须戴护目镜）。

4. 其他废弃物　碎玻璃和其他尖锐的废弃物不要丢入废纸篓或类似的盛器中，应该使用专门的废物箱。

第二节　药物化学实验常用仪器

（一）玻璃仪器

药物化学实验所用的仪器大部分是玻璃仪器，玻璃仪器一般是由软质或硬质玻璃制作而成的（图1-1）。软质玻璃不耐热且耐腐蚀性较差，但价格便宜，制成的仪器如普通漏斗、量筒、抽滤瓶和干燥器等。硬质玻璃具有较好的耐热和耐腐蚀性，制成的仪器可在温度变化较大的情况下使用，如烧瓶、烧杯和冷凝管等。玻璃仪器按口塞类型分为普通仪器和磨口仪器。普通仪器没有磨口，连

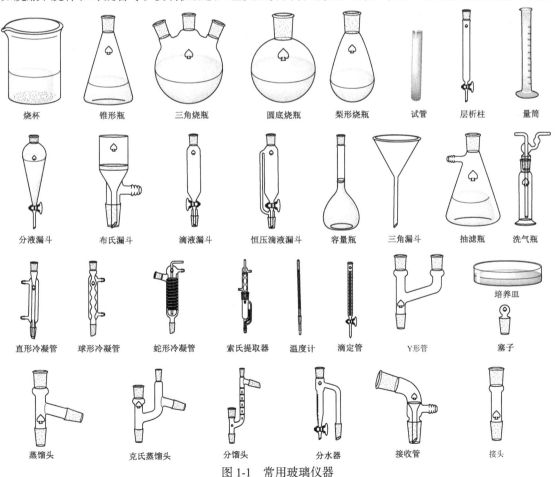

图 1-1　常用玻璃仪器

接或密封需用橡胶塞或软木塞，如烧杯、试管和普通漏斗等。磨口仪器可再细分为普通磨口仪器和标准磨口仪器。普通磨口仪器具有磨口，但不同仪器的塞子不能互换，必须配套使用，否则会影响连接或密封的紧密性，如梨形分液漏斗、试剂瓶和滴定管等，清洗和使用时一定要注意。标准磨口仪器是具有标准磨口或磨塞的玻璃仪器。按国际通用的技术标准制造，磨口和磨塞的直径采用国际通用的统一尺寸，并且锥度比例相同，均为1/10。根据玻璃仪器的容量大小及用途不同，可采用不同尺寸。标准磨口玻璃仪器由于口塞尺寸的标准化、系统化，磨砂密合，凡属于同类规格的配件，均可任意互换，各部件能组装成各种配套仪器。当某个部件损坏时，可以单个选购。当不同类型规格的部件无法直接组装时，可以通过转接口转换后连接或密封。使用标准磨口玻璃仪器既可免去配塞子的麻烦，又能避免反应物或产物被塞子沾污的危险。口塞磨砂性能良好，使仪器密闭性较高，对蒸馏尤其减压蒸馏有利，对于使用毒物或挥发性液体的实验较为安全。

（二）实验设备

药物化学实验要用到多种仪器设备，了解所用仪器设备的原理并能正确使用是对每个实验者最起码的要求。使用的常见仪器设备有酸度计、分光光度计、旋光仪、折射仪、熔点仪等。

1. 酸度计 一种常用的仪器设备，主要用来精密测量溶液的酸碱度（pH），配上相称的离子选择电极也可以测量离子电极电位值，广泛应用于农业、工业、科研和环保等领域。

2. 分光光度计 用来测定物质对不同波长的光吸收情况或测定物质在不同浓度下对某一波长的光吸收程度。分光光度计一般由光源、单色器、样品室、检测器、信号处理器和显示系统组成，采用一个可以产生多个波长的光源，通过单色器后产生特定波长的光源，光线透过测定的样品后，部分光线被样品吸收，通过计算样品的吸光值，从而转换成样品的浓度。

3. 旋光仪 用来测定物质旋光度的仪器，通过对样品旋光度的测定，可以分析确定物质的浓度、含量、纯度及糖度等。旋光仪是利用偏振光透过旋光物质，用检偏镜来测定旋光度的。

4. 折射仪 又称折光仪，根据不同浓度的液体具有不同的折光率这一原理设计而成，是利用光线测试液体浓度的仪器。折射仪由高折射率棱镜、棱镜反射镜、透镜、标尺和目镜等组成，广泛用于测量液体、凝胶和固体样品的折光率和浓度。折光率是物质的重要物理常数之一，许多纯物质都具有一定的折光率，物质中如果含有杂质则折光率将发生变化，出现偏差，杂质越多，偏差越大。一般来说折光仪可分为手持式折光仪、糖量折光仪、蜂蜜折光仪、宝石折射仪、数显折光仪、全自动折光仪、在线折光仪、阿培折光仪等。

5. 熔点仪 熔点是鉴定固体有机化合物的一个重要参数，纯粹的固体有机化合物一般都有固定的熔点，即在一定大气压下，固液两相之间的变化非常敏锐，自初熔到完全熔化（这个温度范围称为熔程）温度差不超过1℃。熔点仪利用电子技术实现温度程控，初熔和终熔数字显示。采用药典规定的毛细管作为样品管，通过高倍率的放大镜观察毛细管内样品的熔化过程，清晰直观。

第三节 实验药品的称量

根据杂质含量的多少，一般将化学试剂分为四个等级，级别序号越小，试剂纯度越高，可根据实验的需要，选用不同级别的试剂。常用化学试剂的等级标志与适用范围见表1-1。

表1-1 化学试剂的等级标志与适用范围

等级	名称	符号	标签标志	适用范围
一级品	优级纯（保证试剂）	GR	绿色	纯度很高，适用于精密分析工作和科学研究工作
二级品	分析纯（分析试剂）	AP	红色	纯度仅次于一级品，适用于多数分析工作和科学研究工作
三级品	化学纯	CP	蓝色	纯度较二级品差，适用于一般定性分析工作
四级品	实验纯	LP	棕色或黄色	纯度较低，适用于做实验辅助试剂和一般化学制备

实验准备室在分装化学试剂时，一般常把固体试剂装在易于拿取的广口瓶中，液体试剂或配制的溶液则盛在易于倒取的细口瓶或带有滴管的滴瓶中。见光易分解的试剂，应盛放在棕色瓶内。每一个试剂瓶上都应贴有标签，上面写明试剂的名称、浓度和日期，并在标签上涂一薄层石蜡。在取用药品和试剂前，首先应注意对照和验证标签上的品名与规格，再打开瓶塞，将瓶塞倒置在实验台上。如果瓶塞顶不是扁平的，可用食指和中指将瓶塞夹住或放在清洁的表面皿上，绝不能将它横置在实验台面上。用完试剂后，将瓶塞一一对应盖好，盖严。最后要把试剂瓶放回原处，以保持实验台整齐干净。取用试剂时，不能用手接触化学试剂。

（一）固体试剂的取用和称量

固体试剂称重时，要用清洁、干燥的药匙取用，用过的药匙洗净晾干后，存放在干净的器皿中。称取一定质量的固体试剂时，应把固体放在称量纸上称量，具有腐蚀性或易潮解的固体试剂必须放在表面皿或玻璃容器内称量。易吸潮的试剂可选用干燥的称量瓶迅速称取；颗粒较大的试剂，可先在清洁干燥的研钵中研碎，然后取用；有毒的试剂要在教师指导下取用。多取的样品不能倒回原试剂瓶，要放在指定的容器中以供他用。往试管（特别是湿试管）中加入粉末状固体试剂时，可用药匙或将取出的试剂放在对折的纸条上，伸进平放试管中约 2/3 处，然后直立试管，把试剂放下去。往试管中加入块状固体试剂时，应将试管倾斜，使试剂沿管壁缓慢滑下，不能垂直悬空投入，以免击破管底。

（二）液体试剂的取用和称量

一般的液体试剂可用量筒量取或采用称重的方法称量。选用倾注法，先将瓶塞倒放在实验台面上，把试剂瓶上贴标签一面握在手心中，逐渐倾斜试剂瓶，让试剂沿着干净的试管壁流入试管，或沿着洁净的玻璃棒注入烧杯中。取后，应将试剂瓶口在容器或玻璃棒上靠一下，再逐渐竖起试剂瓶，以免遗留在瓶口的液滴流到试剂瓶的外壁。当需要少量取用时，可用滴管量取。将胶头滴管提起使之高于液面，用手指紧捏滴管上部的橡皮胶头，以排出滴管中的空气，再把滴管伸入试剂里，放松手指吸入试剂，再提起滴管，垂直地放在试管口或烧杯的上方将试液逐滴滴入，禁止将滴管伸入试管中。取后应立即将滴管中剩余的试剂滴入滴瓶中，将滴管插回到原来的滴瓶中，不得乱放，不得将滴管的橡皮胶头平放或斜放，以免腐蚀和沾污胶头。具有刺激性气味或易挥发的液体，需在通风橱或毒气柜中量取。

第四节　实验用玻璃仪器的洗涤与干燥

在药物化学实验中经常使用到各种玻璃仪器，如果玻璃仪器没有清洁干净，会直接影响实验结果的准确性，甚至让实验者观察到错误现象，从而归纳、推理出错误结论。因此，实验前需要对所用玻璃仪器进行洗涤和干燥。在洗涤前，应先用肥皂洗净双手，以免手上的油污附着在仪器上，增加洗涤的困难。

（一）洗涤方法

1. 洗涤一般步骤　首先倾尽仪器内原有物质，然后用水或其他适宜的洗涤剂洗涤，再用清水冲洗干净。对于洁净度要求较高的仪器，清水洗净后，还需要用蒸馏水淋洗 2～3 次。玻璃仪器洗净的标志是内壁附着的水既不聚成水滴，也不成股流下，出现均匀水膜。

2. 常用洗涤剂

（1）水：水是最常用的洗涤剂，可以用来洗涤水溶性污物及灰尘。

（2）肥皂、洗衣粉、去污粉及其他合成洗涤剂：如果容器表面附有油污和有机物，需要先用毛刷蘸取适量的肥皂、洗衣粉等刷洗，然后再用清水冲净残余的洗涤剂。

（3）酸和碱：如已知瓶中残渣为碱性时，可用稀盐酸溶液或稀硫酸溶液溶解；残渣为酸性时，可用稀的氢氧化钠溶液除去。有时去污粉的微小颗粒会黏附在玻璃仪器壁上，不易被水冲走，可以用 2%盐酸溶液润洗一次，再用自来水冲洗。若油污和有机物质仍然存在，可以用热的碱液洗涤，但滴定管、移液管等量器不能用强碱性的洗涤剂，以免玻璃受腐蚀而影响量器的准确性。

（4）铬酸洗液：具有强氧化性，去除油污和有机物能力很强。对于采用前述洗法仍洗不净的仪器，可用铬酸洗液先浸后洗。对一些管细、口小、毛刷不能刷洗的仪器，采用这种洗法效果很好。用铬酸洗液洗涤时，一般首先往仪器内注入少量洗液，倾斜仪器并慢慢转动，使洗液在内壁流动，经流动几圈后，仪器内壁全部被洗液润湿。再把洗液倒回原瓶（不可倒入废液桶或水池，多次使用后，铬酸洗液会变暗绿色失效，可回收再生使用）。如果不慎将洗液洒在衣物、皮肤或桌面时，应立即用水冲洗。废的洗液应倒在废液缸里，不能倒入水槽，以免腐蚀下水道和污染环境。

（5）有机溶剂：脂类和其他可溶于有机溶剂的物质，可以用乙醇、丙酮、石油醚、四氯化碳等有机溶剂洗去。

除此之外，还有高锰酸钾溶液、乙二胺四乙酸二钠（EDTA-2Na）溶液等洗涤剂。可以根据要求，选择合适的洗涤剂。一般实验室最常用的是肥皂、洗衣粉、洗洁精等合成洗涤剂，配合铬酸洗液可以解决大部分仪器的洗涤问题。不论用哪种方法洗涤，最后都要用清水冲洗干净。必要时再用蒸馏水润洗 2~3 次。用蒸馏水润洗仪器的原则是"少量多次"。

（二）干燥

1. 晾干　仪器洗净后倒置在无尘处自然晾干。可用安有斜木钉的架子或带有透气孔的玻璃柜放置仪器。

2. 烘干　此法适用于一般仪器。洗净的仪器控去水分，放在电烘箱中烘干。烘箱温度为 105~120℃，烘 1 小时左右。称量用的称量瓶等烘干后要放在干燥器中冷却和保存。带实心玻璃塞的仪器和厚壁仪器烘干时要注意慢慢升温并且温度不可过高，以免烘裂。玻璃量器不可放入烘箱中烘烤，以免引起体积变化。

3. 吹干　洗净的仪器可尽量控去水分，然后用少量丙酮或乙醇摇洗，再用吹风机吹干。

第五节　实验预习、记录和报告

在进行每个实验时，必须做好实验预习、实验记录和实验报告三个步骤，步骤之间是关联的，做好每一步才能确保实验教学质量。

1. 实验预习　为了使实验能够达到预期的效果，每个实验之前要做好充分的预习和准备。要认真阅读实验内容，明确实验目的，理解实验原理，掌握仪器和设备的正确使用方法，了解反应中化学试剂的理化常数，熟悉实验内容，要用自己的语言简明扼要地写出预习报告，重点是实验步骤和注意事项。

2. 实验记录　做好实验记录是每位学生必备的基本素质。实验记录应记在专门的实验记录本上，实验记录本应有连续页码，完整地记录实验时间、实验过程中所有观察到的现象、原始数据、操作和处理方法、步骤及问题。对于观察到的实验现象应翔实地如实记录，不能弄虚作假。在实验过程中应积极思考，善于发现问题和解决实验中出现的各种问题。另外，记录要做到简要明确，字迹整洁，有差错的记录只能打叉而不能涂掉。

3. 实验报告　实验报告是总结实验进行的情况、分析实验中出现的问题和整理归纳实验结果必不可少的基本环节，是把直接的感性认识提高到理性认识层面的必要步骤。同时，实验报告也反映出每位同学的水平，是评分的重要依据。实验报告具有原始性、纪实性、实验性的特点。报告中应填入所有的原始数据和观察到的现象。实验报告的书写内容包括实验目的、实验原理、仪器与试剂、实验步骤、结果分析讨论和思考题等。在实验结束后，每位学生必须对自己的实验结果进行独立和正确的处理，其中结果分析讨论主要是对实验结果进行分析，对实验现象加以解释，对实验的体会和对实验的改进意见等。

实验报告格式如下所示。

实验题目

日期　　　　　学号　　　　　实验人员

一、实验目的
二、实验原理
三、仪器与试剂
四、实验步骤
五、原始数据
六、实验结果
七、问题与讨论

第二章 药物化学基础实验

实验一 有机药物的熔点测定

（一）实验目的

1. 能够解释熔点的定义和熔点测定的原理。
2. 能够进行毛细管法测定有机药物熔点的基本操作。

（二）实验原理

熔点是固体有机化合物重要的物理参数，为物质的固液两相在大气压力下达到平衡时的温度。纯净的固态有机化合物一般具有固定熔点。在一定压力下，有机化合物固液两相之间的变化是非常敏锐的，一般从初熔至全熔之间的温度不超过 1.0℃（该温度区间称为熔距、熔程或熔点范围）。当化合物中含有杂质时，其熔点往往较纯品低，且熔距变长。所以，测定熔点、观察熔距，可以初步鉴定不同的有机化合物，并判断其纯度，对于有机药物的鉴定和纯度判断有很大的意义。

化合物熔点的测定通常采用毛细管法和显微熔点测定法。观测的是固体开始熔化到完全熔化的温度及熔距。毛细管熔点测定法所用仪器简单，操作简便，应用较广泛。

（三）仪器与试剂

仪器：提勒管（又称 b 形管）、毛细管、熔点管、酒精灯、温度计、表面皿、玻璃管（40～50cm）、铁架台、橡皮圈、有缺口的软木塞等。

试剂：样品（苯甲酸、β-萘酚、苯甲酸和 β-萘酚的混合物）、液状石蜡等。

（四）实验步骤

1. 毛细管的熔封 取内径为 1mm，长 60～80mm 的毛细管，将其一端在酒精灯上封口（与外焰成 45°，转动加热），即制得熔点管。

2. 样品的填装 取 0.1～0.2g 烘干并研细的样品，堆积于干净的表面皿中，将熔点管开口端插入样品堆中几次，取少量样品。再把开口一端向上，放入垂直于桌面的玻璃管中，使其自然下落，重复几次，使样品均匀紧实地堆积在熔点管的下端，填充高度为 2～3mm。装填时操作要迅速，防止样品吸湿。附着于毛细管外壁的粉末须拭去，以免污染提勒管中的传温液。

3. 装置的安装 将提勒管固定于铁架台上。倒入液状石蜡作为传温液，使其液面略高于上侧支管口为宜。将装好样品的熔点管用橡皮圈固定在温度计下端，样品部分位于温度计水银球侧面中部。然后将带有熔点管的温度计通过有缺口的软木塞小心插入提勒管，调整温度计位置，使之与提勒管同轴，且水银球恰好位于提勒管两个支管中部。

4. 熔点的测定

（1）粗测：将装置放在光线充足的地方，用酒精灯加热传温液，受热的传温液作沿管上升运动，促成整个提勒管内浴液呈对流循环，使得温度较为均匀。为顺利而准确地测出熔点，对于未知样品可进行粗测，保持每分钟升温 5℃，观察并记录样品开始熔化时的温度，此为样品的粗测熔点，作为精测的参考。

（2）精测：取出粗测样品管，待传温液温度下降约 30℃后，换一根新的装有同一样品的熔点管，进行精测。开始时升温可稍快，每分钟升温 5℃左右，当距离粗测熔点约 15℃时，调节火焰，控制每分钟升温不超过 1℃。仔细观察毛细管中样品的变化，当观察到样品开始软化收缩逐渐塌落时，说明样品即将熔化，当样品中出现小液滴时，表示样品开始熔化，记录此时温度为初熔温度。继续加热，至样品完全熔化为透明液体时，表明样品全熔，记录此时温度为全熔温度。这两个温度就是该样品的熔点范围，即熔距。每份样品至少平行测定两次，再次测量时一定要更换新的熔点管。

采用毛细管法测定已知物熔点时，一般测定两次，两次之间的测定误差不得大于±1℃。测定未知物时需测定三次，一次粗测，两次精测。

5. 实验数据记录（表 2-1）

表 2-1 熔距的实验数据记录

试样	测定值（℃）		平均值（℃）	
	初熔	全熔	初熔	全熔
苯甲酸				
β-萘酚				
混合物				

（五）思考题

1. 测定熔点时，若有下述情况，将产生什么结果？
（1）熔点管管壁太厚。
（2）熔点管底部未完全封闭，尚有一针孔。
（3）熔点管不干净。
（4）样品未完全干燥或含有杂质。
（5）样品研磨得不够细或装填不够紧密。
（6）加热太快。
2. 是否可以将已经加热熔化测过熔点的样品再次用于熔点测定？为什么？
3. 如何采用熔点测定的方法确定化合物 A 和 B 是否为同一物质？

实验二　药物的溶解度实验

（一）实验目的

1. 能够说明药物溶解性与药物结构及溶剂极性之间的关系。
2. 能够阐述药物溶解度相关（易溶、溶解、微溶、不溶等）的基本概念。
3. 能够应用溶解度的检测方法。

（二）实验原理

药物的溶解度是指在一定温度下，在一定体积的溶剂中药物形成饱和溶液时的浓度。溶解度的大小，表明一种药物在某一种溶剂中被分散的难易程度。药物溶解时，药物的分子结构不会改变，是一种物理性质。

溶剂一般分为三类：以水为代表的极性溶剂，以甲醇和乙醇为代表的亲水性有机溶剂和以苯、石油醚为代表的亲脂性有机溶剂。溶解的经验规则：相似相溶。为了适应某种制剂的要求而将药物制成盐或加入助溶剂形成电子转移复合物（CTC），这是增加药物在水中溶解度的常用方法。

部分待测原料药的化学结构式如下。

阿司匹林　　　　　　　　磺胺甲噁唑　　　　　　　　维生素C

（三）仪器与试剂

仪器：试管、锥形瓶、分析天平、量筒等。

试剂：阿司匹林、磺胺甲噁唑、维生素C、碘、碘化钾、纯化水、乙醚、乙醇、丙酮等。

（四）实验步骤

溶解度测定的一般方法：称取研成细粉的药品或量取液体供试品（精确度为±2%），置于一定容量（精确度为±2%）的溶剂中，在（25±2）℃每隔5分钟强力振摇30秒。30分钟内观察溶解情况，如看不到溶质颗粒或液滴时，即认为已完全溶解。

1. 不同的药物在同一种溶剂中的溶解度实验

（1）阿司匹林：称取供试品0.10g于100ml锥形瓶中，加纯化水10.0～100.0ml，室温下每隔5分钟振摇30秒，30分钟后观察溶解情况，记录溶剂用量。

（2）磺胺甲噁唑：称取供试品0.01g于100ml锥形瓶中，加纯化水10.0～100.0ml，室温下每隔5分钟振摇30秒，30分钟后观察溶解情况，记录溶剂用量。

2. 同一种药物在不同溶剂中的溶解度实验　取3支试管，第1支试管中加入0.10g的维生素C，加乙醚10.0 ml/次，另外2支试管分别称取0.10 g的维生素C于其中，分别加乙醇10.0ml/次和纯化水1.0ml/次，室温下每隔5分钟振摇30秒，30分钟后观察溶解情况，记录溶剂用量。

3. CTC的形成及药物成盐对药物溶解性的影响实验

（1）称取碘0.10g于锥形瓶中，加纯化水100.0ml，室温下每隔5分钟振摇30秒，30分钟后观察溶解情况，记录溶剂用量。

（2）称取碘0.10g于锥形瓶中，加入碘化钾0.5g，再加纯化水20.0ml，室温下每隔5分钟振摇30秒，30分钟后观察溶解情况，记录溶剂用量。

注：溶解度相关名词术语如下。极易溶解，溶质1.0g（ml）能在溶剂不到1.0ml中溶解；易溶，溶质1.0g（ml）能在溶剂1.0～10.0ml（不含10.0ml）中溶解；溶解，溶质1.0g（ml）能在溶剂10.0～30.0ml（不含30.0ml）中溶解；略溶，溶质1.0g（ml）能在溶剂30.0～100.0ml（不含100.0ml）中溶解；微溶，溶质1g（ml）能在溶剂100.0～1000.0ml（不含1000.0ml）中溶解；极微溶解，溶质1.0g（ml）能在溶剂1000.0～10 000.0ml（不含10 000.0ml）中溶解。几乎不溶或不溶，溶质1.0g（ml）在溶剂10 000.0ml中不能完全溶解。

4. 实验记录（表2-2～表2-4）

表2-2　不同种药物在同一种溶剂中溶解度实验

药物	纯化水的用量（ml）	溶解情况	近似溶解度
阿司匹林			
磺胺甲噁唑			

表2-3　同一种药物在不同溶剂中的溶解度实验

药物	溶剂	溶剂量（ml）	溶解情况	近似溶解度
维生素C	乙醚			
	乙醇			
	纯化水			

表 2-4 CTC 的形成及药物成盐对药物溶解性影响实验

药物	纯化水的用量（ml）	溶解情况	近似溶解度
碘			
碘+碘化钾			

（五）思考题

1. 药物的极性与药物在水中的溶解性有什么关系？
2. 什么是药物溶解度？
3. 简述《中国药典》对药物近似溶解度的规定和溶解度的实验方法。

实验三　药物的氧化变质实验

（一）实验目的

1. 能够阐述药物结构与氧化反应的关系及原理。
2. 能够说明外界因素影响药物氧化变质的危害性。
3. 能够运用药物氧化变质的实验方法检测并防止药物氧化变质。

（二）实验原理

有些药物具有还原性，药物或其水溶液暴露于日光、受热、遇空气中的氧能被氧化而变质，其氧化速率、药物颜色变化随放置时间延长而加快、加深。氧化剂、微量重金属离子的存在可加速、催化氧化反应的进行。加入少量抗氧剂、金属络合剂，可消除氧化剂、金属离子对氧化反应的影响，减慢氧化反应的速率，甚至可预防氧化反应的发生。

对氨基水杨酸钠脱羧后，生成间氨基酚，继而进一步被氧化成二苯醌型化合物（红棕色）。

维生素 C 分子中的连烯二醇结构，具有很强的还原性，可被空气中的氧或三氯化铁、碘、硝酸银等试液氧化生成去氢维生素 C（黄色）。

氯丙嗪结构中的吩噻嗪环被氧化成醌型化合物（红棕色）。

（三）仪器与试剂

仪器：电子天平、具塞试管、小锥形瓶（100ml）、水浴锅、移液管等。
试剂：对氨基水杨酸钠（粉针，每支 2.0g）、维生素 C（粉剂）、盐酸氯丙嗪（每片 50.0mg）、3%过氧化氢溶液、2%亚硫酸钠溶液、5%硫酸铜溶液、0.05mol/L 乙二胺四乙酸（EDTA）溶液、蒸馏水等。

（四）实验步骤

1. 样品溶液的配制：取对氨基水杨酸钠 0.5g，维生素 C 0.25g，盐酸氯丙嗪 50.0mg，分别置于小锥形瓶中，各加蒸馏水 30.0ml，振摇使其溶解；分别用移液管将上述三种药品各均分成五等份，放于具塞试管中，试管加塞编号。

2. 将上述三种药品 1 号管，同时拔去塞子，暴露在空气中，同时放入日光的直接照射处，观察其颜色变化。

3. 将上述三种药品的 2 号管，分别滴加 3%过氧化氢溶液 10 滴，同时放入沸水浴中加热，观察并记录 5 分钟、20 分钟、60 分钟的颜色变化。

4. 将上述三种药品的 3 号管，分别滴加 2%亚硫酸钠溶液 2.0ml，再滴加 3%过氧化氢溶液 10 滴，同时放入沸水浴中加热，观察并记录 5 分钟、20 分钟、60 分钟的颜色变化。

5. 将上述三种药品的 4 号管，分别滴加 5%硫酸铜溶液 2 滴，观察颜色变化，并记录。

6. 将上述三种药品的 5 号管，分别滴加 0.05 mol/L EDTA 溶液 2.0ml，再滴加 5%硫酸铜溶液 2 滴，观察颜色变化，并记录。

注意事项：

（1）维生素 C 和 NaHCO$_3$ 可用天平称取，但溶解后分取于小锥形瓶中时，应精密量取，要求每个试管维生素 C 配制的试剂的体积应相同。

（2）本实验中的各项实验均应平行操作，即相同的试剂及加入量、反应条件及时间等。

（五）思考题

1. 指出本实验中的氧化剂、抗氧剂、金属离子络合剂各是什么？
2. 本实验的三种药品氧化变质的结构基础是什么？
3. 影响药物氧化变质的外因有哪些？

实验四　药物的稳定性实验

（一）实验目的

1. 能够阐述原料药或药物制剂在温度、湿度、光线的影响下随时间变化的规律。
2. 能够为药品的生产、包装、储存、运输条件提供科学依据，同时通过试验建立药品的有效期。

（二）实验原理

通过改变不同的条件促使药品失去药理作用，根据实验结果能够明确哪些是影响药品活性及作用的主要因素，哪些是次要因素。

（三）仪器与试剂

仪器：药物稳定性检测仪、恒湿密闭容器、密封洁净容器、隔水式电热恒温培养箱 20～60℃等。

试剂：常见药物。

（四）实验步骤

此项实验目的是考察常见药物的固有稳定性，了解其在高温、高湿度及低温、加速条件下各项质量指标的稳定性及变化情况。

1. 高温实验　常见药物置药物稳定性检测仪中，60℃温度下放置 10 天，于第 5 天和第 10 天取样，按常见药物成品质量标准进行全检。若常见药物供试品有明显变化（如含量下降 5%），则在 40℃条件下同法进行实验。若 60℃无明显变化，不再进行 40℃试验。

2. 高湿度实验　常见药物置恒湿密闭容器中，在 25℃分别于相对湿度（90±5）%条件下放置

10 天，于第 5 天和第 10 天取样，按常见药物成品质量标准进行全检，同时准确称量试验前后供试品的重量，以考察供试品的吸湿潮解性能。若吸湿增重 5%以上，则在相对湿度（75±5）%条件下，同法进行试验；若吸湿增重 5%以下，且其他考察项目符合要求，则不再进行此项试验。恒湿条件可通过在密闭容器（如干燥器下部）放置饱和盐溶液实现，根据不同相对湿度的要求，选择 NaCl 饱和溶液[15.5～60℃，相对湿度（75±1）%]或 KNO₃饱和溶液（25℃，相对湿度 92.5%）。

3. 低温实验　常见药物置适宜的密封洁净容器中，0℃下放置 10 天，于第 5 天和第 10 天取样，按常见药物成品质量标准进行全检。若常见药物供试品有明显变化（如含量下降 5%），则在 2～8℃条件下同法进行试验。若 0℃无明显变化，不再进行 2～8℃试验。

4. 加速实验　此项实验在超常的条件下进行，其目的是通过加速常见药物的化学或物理变化，探讨常见药物的稳定性。常见药物在温度为（40±2）℃，相对湿度为（75±5）%的条件下放置 6 个月。所用设备应能控制温度±2℃，相对湿度±5%，并能对真实温度与湿度进行监测。在试验期间第 1 个月、第 2 个月、第 3 个月、第 6 个月末取样一次，按常见药物成品质量标准进行全检。在上述条件下，如 6 个月内供试品经检测不符合质量标准的，则应在中间条件，即温度为（30±2）℃、相对湿度为（60±5）%的情况下进行加速实验，时间仍为 6 个月。

（五）思考题

1. 稳定性样品取出后必须在多长时间内完成检测？
2. 常见药物供试品应如何抽选？

实验五　药物的配伍变化实验

（一）实验目的

1. 能够阐述药物配伍禁忌发生的机制，能够说明常见物理性和化学性配伍禁忌的各种现象。
2. 能够应用配伍禁忌表。

（二）实验原理

配伍变化包括物理和化学的配伍变化，制备、储存过程中发生分散状态或物理性质的改变，从而影响制剂的外观或内在质量的配伍变化；可以通过肉眼观察或者检测其 pH 来鉴别。

（三）仪器与试剂

仪器：电子显微镜、pH 计、微孔滤膜。
试剂：药液、注射液、0.1mol/L 盐酸溶液、0.1mol/L NaOH 溶液等。

（四）实验步骤

1. 可见的配伍变化实验　将两种药液混合，在一定时间内以肉眼观察有无产生浑浊、沉淀、结晶、变色、气体等现象。也可将配伍一定时间后的药液用微孔滤膜滤过，用显微镜或电子显微镜观察。混合量比为 1:1、1:2 或 1:3，观察时间为 2 小时、4 小时、24 小时等。

2. 测定变化点的 pH　注射液（1.0mol/L）+酸（0.1mol/L 盐酸溶液）或+碱（0.1mol/L NaOH 溶液）。观察其外观发生变化时的 pH、pH 变动范围及所用的酸碱量。

3. 稳定性实验　将药液配伍后，维持在一定的条件下（如温度、光照等），测定一定时间内的药物量，并记录其 pH 与外观，从而了解到药物在一定条件下稳定的情况和分解损失 10%所需的时间。

药物配伍后在规定时间内（如 6 小时、24 小时等）其效价或含量下降数不超过 10%，则为稳定。

（五）思考题

1. 化学配伍变化的原因有哪些？

2. 注射液的配伍变化有哪些?

实验六 乙酸正丁酯的合成

（一）实验目的

1. 能够叙述酸催化羧酸与醇反应制备酯的原理。
2. 能够进行回流反应、常压蒸馏、萃取等操作。
3. 能够对液体化合物进行分离纯化。

（二）实验原理

羧酸酯是一类重要的化工原料，用途广泛，在医药工业中也具有重要的使用价值。酯的合成常以醇为底物，与酰化试剂（如酰氯、酸酐及羧酸等）反应成酯，也可以通过酯交换反应及缩合法制备等。羧酸和醇直接合成酯的反应为可逆吸热反应，因此在室温条件下，反应速率往往较慢，通过加入酸/碱（为催化剂），或者提高反应温度可以提高反应速率。同时，为了促进反应向产物方向进行，可以通过增加反应物浓度，以及移除生成物的方法使反应趋于完全，提高产率。

乙酸正丁酯，简称乙酸丁酯，为无色透明、有愉快果香气味的液体，与醇、醚、酮等有机溶剂混溶，易燃。分子式为 $C_6H_{12}O_2$。

正丁醇与冰醋酸在浓硫酸催化下，以回流反应制备乙酸正丁酯。反应式如下。

$$C_4H_9OH + CH_3COOH \underset{回流}{\overset{H_2SO_4}{\rightleftharpoons}} CH_3COOC_4H_9 + H_2O$$

（三）仪器与试剂

仪器：50ml 圆底烧瓶、球形冷凝管、直形冷凝管、蒸馏头、尾接管、温度计、50ml 三角瓶、玻璃漏斗、分液漏斗等。

试剂：正丁醇、冰醋酸、浓硫酸、10%碳酸钠溶液、无水硫酸钠、蒸馏水等。

（四）实验步骤

1. 乙酸正丁酯的合成　在 50ml 圆底烧瓶中加入 10.0ml 正丁醇（0.109mol）、7.0ml 冰醋酸（0.122mol）和 3～4 滴浓硫酸，混合均匀后加入两粒沸石，接球形回流冷凝管加热至回流。控制回流速度为每秒 1～2 滴，反应 1 小时。

2. 乙酸正丁酯的分离纯化　回流结束后，待反应体系冷却到室温后，将其倒入分液漏斗，依次用 10.0ml 蒸馏水和 10.0ml 10%碳酸钠溶液进行洗涤，以除去硫酸及反应残余乙酸。收集有机相，再用 10.0ml 蒸馏水洗涤一次，分离并收集有机相，将其倒入 50ml 三角瓶中，加入少量无水硫酸钠干燥 10 分钟。过滤除去硫酸钠，将干燥后的乙酸正丁酯转入 50ml 圆底烧瓶中，常压蒸馏，用预先称重的三角瓶收集 124～126℃的馏分，得到无色有水果香味液体。称量馏分重量，并计算产率。

注意事项：

（1）催化剂除浓硫酸外，其他质子酸，如对甲苯磺酸、浓磷酸、路易斯酸及固体超强酸也可以。反应通过相对廉价并且更容易去除的乙酸过量促使正丁醇完全转化为乙酸正丁酯，从而提高产率。

（2）本实验所用冰醋酸浓度较高，在低温时易凝结成冰状固体，熔点为 16.6℃。可用水浴加热，使其熔化后量取。

（3）冰醋酸及浓硫酸均有腐蚀性，取用时注意不要碰到皮肤，防止灼伤。

（4）浓硫酸为催化剂，只需少量即可。

（5）回流过程中注意控制加热温度，一般以蒸气层高度不超过球形冷凝管高度的 1/3 为宜，回流速度控制在每秒 1～2 滴。

（6）碳酸钠能够与反应体系中残余的酸反应生成大量二氧化碳气体，以 10%碳酸钠溶液洗涤有机相时注意分液漏斗放气，否则分液漏斗中二氧化碳的压力过大，容易导致溶液喷出造成人身伤害。

（五）思考题

1. 本实验中如何提高产率？又如何加快反应速率？

2. 在提纯产品的过程中，用碳酸钠溶液洗涤主要除去哪些杂质？是否可以使用氢氧化钠溶液代替碳酸钠溶液进行洗涤？为什么？

实验七　苯甲醇、苯甲酸的制备

（一）实验目的

1. 能够阐述坎尼扎罗反应的原理和方法。
2. 能够进行坎尼扎罗反应的实验操作。
3. 能够巩固萃取、洗涤、常压蒸馏、干燥和重结晶等基本操作。

（二）实验原理

无 α-H 的醛在浓碱溶液作用下发生歧化反应，一分子醛被氧化成羧酸，另一分子醛则被还原成醇，此反应称为坎尼扎罗（Cannizzaro）反应。本实验采用苯甲醛在浓氢氧化钠溶液中发生坎尼扎罗反应的方法制备苯甲醇和苯甲酸，反应式如下。

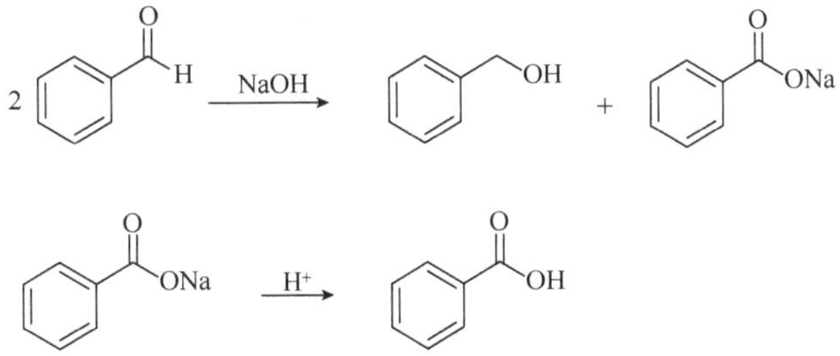

（三）仪器与试剂

仪器：空气冷凝管、直形冷凝管、温度计、分液漏斗、蒸馏头、尾接管、布氏漏斗、抽滤瓶、锥形瓶、量筒、滤纸、橡皮塞、圆底烧瓶、烧杯、冰水浴等。

试剂：苯甲醛、氢氧化钠、浓盐酸、乙醚、饱和亚硫酸氢钠溶液、10%碳酸钠溶液、无水硫酸钠、蒸馏水等。

（四）实验步骤

1. 在250ml锥形瓶中，将7.0g（0.17mol）氢氧化钠溶于10.0ml蒸馏水中，冷却至室温后，加入10.0g（0.10mol）苯甲醛，用橡皮塞塞紧瓶口用力振摇，使反应物充分混合，最后成为白色糊状物，放置24小时。

2. 向反应混合物中加入约60.0ml蒸馏水，不断振摇，使固体完全溶解。将溶液倒入分液漏斗，分别用20.0ml、15.0ml、15.0ml乙醚萃取3次，收集并合并有机相，同时保留水相。

有机相用5.0ml饱和亚硫酸氢钠溶液洗涤2次，再依次用10.0ml 10%碳酸钠溶液及10.0ml蒸馏水洗涤，将有机相收集到100.0ml锥形瓶中，加适量无水硫酸钠干燥10分钟。干燥后的乙醚溶液过滤后倒入100.0ml圆底烧瓶中，蒸馏去除乙醚。去除乙醚后，将直形冷凝管改为空气冷凝管，蒸馏并用预先称重的锥形瓶收集沸点为204～206℃的苯甲醇馏分。称重并计算产率。

3. 乙醚萃取后的水溶液置于250ml烧杯内加浓盐酸酸化，生成大量白色固体，将烧杯置于冰水浴中冷却，使苯甲酸完全析出。抽滤，用少量冰水洗涤，得到苯甲酸粗品。粗品用热水重结晶，过滤、洗涤，得到白色晶体。干燥、称量，计算产率。

注意事项：

（1）苯甲醛易被氧化，储存时间较长的苯甲醛在使用前应采用蒸馏的方式进行纯化。

（2）锥形瓶的塞子应选用软木塞或橡皮塞，不能使用玻璃塞。

（3）该反应为非均相反应，在没有搅拌的情况下，为避免反应物混合不均匀所导致的反应不完全，必须充分振摇，使反应物充分混合，以免影响反应产率。

（4）反应体系在放置 24 小时后，由于苯甲酸钠的大量析出，通常会在瓶内固化。伴随反应的进行，苯甲醛气味消失。

（5）乙醚为低沸点、易燃、易爆液体，实验过程中必须严格避免明火的存在，并严格遵守蒸馏的操作注意事项。

（五）思考题

1. 比较坎尼扎罗反应与羟醛缩合反应在醛的结构上的不同。怎样利用坎尼扎罗反应将苯甲醛全部转化为苯甲醇？

2. 本实验中两种产物是根据什么原理分离提纯的？用饱和亚硫酸氢钠及 10%碳酸钠水溶液洗涤的目的是什么？

3. 乙醚萃取后的水溶液用浓盐酸酸化到中性是否适当？为什么？如果不用试纸或检测试剂检验，怎样知道酸化已经恰当？

实验八　肉桂酸的制备

（一）实验目的

1. 能够阐述珀金反应制备 α，β-不饱和酸的原理和方法。
2. 能够应用水蒸气蒸馏操作对合成目标化合物肉桂酸进行纯化处理。

（二）实验原理

肉桂酸又名桂皮酸、β-苯丙烯酸、3-苯基-2-丙烯酸，为无色针状晶体或白色结晶粉末。溶于乙醇、甲醇、石油醚、氯仿；易溶于苯、乙醚、丙酮、冰醋酸、二硫化碳及油类；不溶于冷水。分子式为 $C_9H_8O_2$，熔点为 133℃，通常以反式异构体为主。肉桂酸是合成药物的重要中间体，其酯类衍生物也是配制香精和食品香料的重要原料。反式肉桂酸化学结构式如下。

珀金反应为芳香醛和酸酐在碱性催化剂存在下，发生类似羟醛缩合的反应，生成 α，β-不饱和芳香酸。催化剂通常为相应酸酐的羧酸钾或钠盐，有时也用碳酸钾（K_2CO_3）或者叔胺代替。反应式如下。

（三）仪器与试剂

仪器：磁力搅拌器、三口烧瓶、温度计、T形三通、连接头、空气冷凝管、直形冷凝管、尾接管、乳胶管、玻璃塞/橡皮塞、玻璃管、烧杯、量筒、打孔橡皮塞、铁架台、冰水浴、油浴等。

试剂：苯甲醛、乙酸酐、无水碳酸钾、2.5mol/L 氢氧化钠水溶液、浓盐酸、活性炭、蒸馏水等。

（四）实验步骤

1. 在 250ml 干燥的三口烧瓶中加入 3.0ml（0.03mol）新蒸馏的苯甲醛及 8.0ml（0.85mol）乙

酸酐，搅拌下加入 4.20g（0.03mol）无水碳酸钾。三口烧瓶固定在铁架台上，中间口安装空气冷凝管，一个侧口通过打孔橡皮塞装上温度计，温度计水银球插到液面下，同时距瓶底 1cm 左右；另一个侧口用玻璃塞/橡皮塞塞上。开动磁力搅拌器，140～150℃油浴中加热回流 45 分钟。反应中会有大量二氧化碳逸出，可以观察到反应初期有泡沫出现。

2. 反应结束，待反应体系稍冷却后，加入 20.0ml 水，进行水蒸气蒸馏，直至馏出液无油珠为止。在反应体系中加入 20.0ml 2.5mol/L 氢氧化钠溶液及约 50.0ml 蒸馏水，使固体完全溶解。然后，加入 1.0g 活性炭，加热沸腾 10 分钟，趁热过滤。收集滤液，待其温度降至室温后，在搅拌下缓慢地滴加浓盐酸酸化至酸性，以冰水浴冷却，待晶体全部析出后，抽滤，用少量冷水洗涤沉淀、干燥，得到白色晶体，称量后计算产率。

3. 必要时可用热水重结晶。

注意事项：

（1）所用仪器必须是干燥的，以避免酸酐分解及催化剂失活。

（2）加热回流时注意控制反应体系呈微沸状态。如果沸腾过于剧烈，一是乙酸酐蒸气由冷凝管逸出而影响产率；二是长时间高温加热条件下，肉桂酸容易发生脱羧生成苯乙烯，进而生成苯乙烯低聚物，导致反应副产物增加，杂质较多、较复杂，不易分离纯化。

（3）储存时间较长的苯甲醛易自动氧化为苯甲酸从而影响反应产率，苯甲酸混在产物中不易除去，影响产物的纯度，因此使用前应重新蒸馏纯化。

（4）放久了的乙酸酐易吸湿分解，使用前需要重新蒸馏纯化，否则影响反应产率。

（五）思考题

1. 本实验中为什么用空气冷凝管做回流冷凝管？
2. 苯甲醛分别同丙二酸二乙酯、过量丙酮或乙醛反应得到什么产物？用这些产物如何进一步制备肉桂酸？

实验九　阿司匹林的合成

（一）实验目的

1. 能够阐述阿司匹林的合成原理。
2. 能够说明阿司匹林的结构、性状和主要理化性质。
3. 能够应用乙酰化反应合成阿司匹林及对合成所得阿司匹林进行纯化操作。

（二）实验原理

阿司匹林（aspirin）为白色结晶或结晶性粉末，无臭或微带乙酸臭，遇湿气即缓慢分解。在乙醇中易溶，在三氯甲烷或乙醚中溶解、在水中微溶，在氢氧化钠或碳酸钠溶液中溶解。本品具有较强的解热镇痛和消炎抗风湿作用，临床上用于感冒发热、头痛、牙痛、神经痛、肌肉痛或痛经等，是治疗风湿热及活动性风湿性关节炎的首选药。化学名为 2-（乙酰氧基）-苯甲酸，熔点为 136～140℃，化学结构式如下。

本实验以水杨酸和乙酸酐为原料，在浓硫酸的催化作用下合成阿司匹林（乙酰水杨酸）。在反应过程中，水杨酸分子之间也能发生聚合反应，生成少量的聚合物（副产物），利用阿司匹林与碱液反应生成水溶性钠盐的性质，从而与聚合物分离。在阿司匹林产品中的另一个主要副产物是水杨酸，其来源可能是反应不完全的原料，也可能是阿司匹林的水解产物，可在最后用重结晶的方法加以分离。

（三）仪器与试剂

仪器：电子天平、恒温磁力搅拌水浴锅、循环式水泵、圆底烧瓶、量筒、滴管、搅拌子、温度计、球形冷凝管、烧杯、布氏漏斗、抽滤瓶、pH 试纸等。

试剂：水杨酸、乙酸酐、浓硫酸、蒸馏水、饱和碳酸钠溶液、浓盐酸、乙酸乙酯、蒸馏水等。

（四）实验步骤

1. 在 100ml 干燥的圆底烧瓶中加入水杨酸 10.0g，乙酸酐 25.0ml，然后滴加 1.5ml 浓硫酸，缓慢旋转圆底烧瓶，使水杨酸溶解。放入搅拌子后将圆底烧瓶放在水浴中，安装回流装置，加热至 80～90℃恒温反应 30 分钟。将反应液倒入干燥烧杯中，使其慢慢冷却至室温，然后往反应液中缓慢（用滴管缓慢滴加）加入 250ml 蒸馏水，并剧烈搅拌，冰浴冷却，有大量白色固体析出，抽滤，冰水洗涤，得到阿司匹林粗品 1。

2. 将阿司匹林粗品 1 放在烧杯中，加入饱和碳酸钠溶液 125.0ml，搅拌至没有二氧化碳气体放出为止，抽滤，除去不溶物。另取一个烧杯，放入浓盐酸 17.5ml 和蒸馏水 50.0ml，将滤液分次倒入烧杯中，边倒边搅拌，加完后用 pH 试纸检测，用浓盐酸调至 pH 为 3，阿司匹林从溶液中析出，冰浴冷却，抽滤，冰水洗涤，抽干，干燥，得到阿司匹林粗品 2。

3. 将阿司匹林粗品 2 放入干燥的圆底烧瓶中，水浴 80℃加热，加入适量的乙酸乙酯，在水浴上加热直至固体溶解（加热中若有部分乙酸乙酯挥发，则应及时加入乙酸乙酯，使样品完全溶解为止），溶液转移至干燥小烧杯中，冰浴冷却，抽滤，得到阿司匹林，干燥，测定熔点，计算收率。

（五）思考题

1. 在阿司匹林的合成反应中，加入浓硫酸的作用是什么？除浓硫酸外，是否可以用其他酸来代替？
2. 产生的聚合物是合成反应中的主要副产物，生成的原理是什么？除聚合物外，是否还会有其他可能的副产物？
3. 简述重结晶的原理和基本的操作步骤。

实验十　对乙酰氨基酚的合成

（一）实验目的

1. 能够阐述对乙酰氨基酚的合成原理。
2. 能够说明对乙酰氨基酚的结构、性状和主要理化性质。
3. 能够应用酰氯的氨解反应来制备酰胺及应用活性炭脱色的原理及方法来精制产品。

（二）实验原理

对乙酰氨基酚（paracetamol），又名扑热息痛，为白色结晶或结晶性粉末，在热水和乙醇中易溶，在丙酮中溶解，在冷水中略溶。本品为苯胺类解热镇痛药，具有良好的解热镇痛作用，临床上用于发热、头痛、风湿痛、神经痛及痛经等。化学名：N-（4-羟基苯基）乙酰胺。

化学结构式如下。

本实验以对氨基苯酚和乙酰氯为原料来合成对乙酰氨基酚。

（三）仪器与试剂

仪器：电子天平、恒温磁力搅拌水浴锅、循环式水泵、三颈圆底烧瓶、圆底烧瓶、量筒、搅拌子、温度计、球形冷凝管、烧杯、布氏漏斗、抽滤瓶等。

试剂：对氨基苯酚、无水乙醇、乙酰氯、吡啶、蒸馏水、活性炭等。

（四）实验步骤

1. 在 100ml 干燥的三颈圆底烧瓶中加入对氨基苯酚 3.0g，无水乙醇 30.0ml，然后再加入乙酰氯 10.0ml，吡啶 3.0ml，安装回流装置，加热至 45℃并恒温反应 1 小时。然后趁热抽滤，滤液放冷，加入等量冰水使其结晶，抽滤，得到对乙酰氨基酚粗品，干燥。

2. 将对乙酰氨基酚粗品放入 100ml 干燥的圆底烧瓶中，80℃水浴加热，加入无水乙醇至粗品刚好溶解，取出圆底烧瓶，稍冷后加入活性炭，然后再将圆底烧瓶放入热水浴中，安装回流装置，加热脱色 30 分钟，趁热抽滤，滤液冷却析晶，抽滤，得到晶体，即对乙酰氨基酚产品，干燥，测定熔点，计算收率。

（五）思考题

1. 在对乙酰氨基酚的合成反应中，加入少量吡啶的作用的是什么？
2. 简述活性炭脱色的原理及活性炭脱色的基本操作。

实验十一 磺胺乙酰钠的合成

（一）实验目的

1. 能够阐述合成磺胺乙酰钠的原理。
2. 能够说明磺胺乙酰钠的结构、性状和理化性质，并说出磺胺类药物的主要理化性质。
3. 能够应用乙酰化反应合成磺胺乙酰钠。
4. 能够控制 pH、温度等反应条件来分离纯化磺胺乙酰钠，并进行纯度检查。

（二）实验原理

磺胺类抗菌药是一类具有对氨基苯磺酰胺结构的合成抗菌药，通过与细菌生长所必需的对氨基苯甲酸（PABA）产生竞争性，抑制二氢叶酸合成酶，产生抗菌作用。

磺胺乙酰钠（sulfacetamide sodium）为 N-[（4-氨基苯基）-磺酰基]-乙酰胺钠盐，分子式为 $C_8H_9N_2NaO_3S$。性状为白色结晶性粉末，无臭，微苦，易溶于水，略溶于乙醇，熔点为 179～184℃。磺胺乙酰钠是临床应用最早的磺胺类抗菌药之一，主要用于治疗结膜炎、沙眼及其他眼部感染，常制备为滴眼液。磺胺乙酰钠的化学结构式如下。

磺胺乙酰钠的合成以磺胺作为原料，通过与乙酸酐反应，制备磺胺乙酰；磺胺乙酰再与氢氧化钠反应，合成磺胺乙酰钠。合成路线如下。

反应过程中会出现性质不同的副产物，可利用 pH、温度等去除副产物和未反应的原料。

（三）仪器与试剂

仪器：磁力搅拌器、三颈圆底烧瓶、冷凝管、温度计，布氏漏斗、抽滤瓶、水浴加热锅、量筒、烧杯、滴管、漏斗、烘箱、熔点测定仪等。

试剂：磺胺、22.5%氢氧化钠溶液、77%氢氧化钠溶液、40%氢氧化钠溶液、20%氢氧化钠溶液、乙酸酐、浓盐酸、10%盐酸溶液、活性炭、pH 试纸、蒸馏水等。

（四）实验步骤

1. 磺胺乙酰的合成　在装有温度计、冷凝管的100ml 三颈圆底烧瓶中，加入磺胺 17.2g 和 22.5% 氢氧化钠溶液 22.0ml，开动磁力搅拌器，于水浴上加热至 50℃左右。待磺胺溶解后，分 5 次加入乙酸酐 13.6ml，77%氢氧化钠溶液 12.5ml（首先，加入乙酸酐 2.7ml，77%氢氧化钠 2.5ml；随后，每次间隔 5 分钟，将剩余的 77%氢氧化钠和乙酸酐交替加入）。加料期间反应温度维持在 50～55℃；加料完毕后保持此温度，继续反应 30 分钟。

反应完毕，停止搅拌，将反应液倾入 250ml 烧杯中，加蒸馏水 20.0ml 稀释，于冷水浴中用浓盐酸调 pH 至 7，放置 30 分钟，并不时搅拌析出固体（未反应的磺胺），将其抽滤除去。滤液用浓盐酸调 pH 至 4～5，再次析出白色固体，抽滤，并用少量冰水洗涤滤饼。用 3 倍量（3.0ml/g）10%盐酸溶液溶解得到的白色滤饼，不时搅拌，尽量使磺胺乙酰形成盐酸盐溶解，再次抽滤，去除不溶物。滤液加少量活性炭，于室温脱色 10 分钟，过滤。滤液用 40%氢氧化钠调 pH 至 5，析出固体，抽滤，干燥，得到磺胺乙酰粗品。

磺胺乙酰粗品用 5～10 倍量热水溶解，趁热过滤，冷却滤液，析出磺胺乙酰精品，抽滤，干燥，测熔点，称重，计算收率。

2. 磺胺乙酰钠的合成　按照磺胺乙酰与氢氧化钠反应比例，以上一步获得的磺胺乙酰重量计算反应所需的 20%氢氧化钠溶液。将磺胺乙酰置于100ml 烧杯中，于 90℃热水浴上滴加计算量的 20%氢氧化钠溶液，至固体恰好溶解（pH 7～8），冷却，析出磺胺乙酰钠结晶，抽滤，干燥，称重，计算收率。

注意事项：

（1）乙酸酐和 77%氢氧化钠须交替加入，应以滴管滴加。

（2）滴加 20%氢氧化钠溶液时不可过多，否则会使产物水解，同时过量的水也会溶解产物，降低产率。

（五）思考题

1. 磺胺类药物的基本结构是什么？抗菌的原理是什么？
2. 磺胺的乙酰化反应中，要求 pH 12～13，为什么？
3. 反应中反复调节 pH，为什么？用浓盐酸调 pH 至 7 时，析出的是什么？再次用浓盐酸调 pH 至 4～5 时，析出的是什么？10%盐酸溶液中的不溶物是什么？

实验十二　磺胺嘧啶银/锌的合成

（一）实验目的

1. 能够阐述合成磺胺嘧啶银、磺胺嘧啶锌等金属配合物的原理。

2. 能够说明磺胺嘧啶银、磺胺嘧啶锌的结构、性状和理化性质，并说出磺胺类药物的主要理化性质。

3. 能够合成磺胺嘧啶银、磺胺嘧啶锌等金属配合物。

4. 能够对合成的磺胺嘧啶银或磺胺嘧啶锌进行纯度检查及纯化操作。

（二）实验原理

磺胺嘧啶是一种常用的合成抗菌药，它的金属配合物具有抗菌和收敛作用，主要用于抗烧伤、烫伤创面感染，对铜绿假单胞菌有较好的抑制作用。

磺胺嘧啶银（sulfadiazine silver）为 N-2-嘧啶基-4-氨基苯磺酰胺银盐，分子式为 $C_{10}H_9AgN_4O_2S$。性状为白色或类白色的结晶性粉末，遇光或遇热易变质，在水、乙醇、三氯甲烷或乙醚中均不溶，在氨试液中溶解。磺胺嘧啶银的化学结构式如下。

磺胺嘧啶银的合成以磺胺嘧啶作为原料，磺胺嘧啶难溶于水，应先将其制备为易溶于水的铵盐，再与硝酸银反应，制备磺胺嘧啶银。合成路线如下。

磺胺嘧啶锌（sulfadiazine zinc）为双 N-2-嘧啶基-4-氨基苯磺酰胺锌盐二水合物，分子式为 $C_{20}H_{18}N_8O_4S_2Zn$。性状为白色或类白色的结晶性粉末，遇光或遇热易变质，在水、乙醇、三氯甲烷或乙醚中均不溶，在氨试液中溶解。磺胺嘧啶锌的化学结构式如下。

磺胺嘧啶锌的合成同样以磺胺嘧啶作为原料，先将其制备为易溶于水的铵盐，再与硫酸锌反应，制备磺胺嘧啶锌。合成路线如下。

（三）仪器与试剂

仪器：磁力搅拌器、布氏漏斗、抽滤瓶、量筒、烧杯、滴管、漏斗、试管、烘箱等。

试剂：磺胺嘧啶、10%氨水、氨水、硝酸银、硫酸锌、稀盐酸、亚铁氰化钾试液、0.1mol/L 氯化钡溶液、氢氧化钠溶液、酚酞指示液、稀乙酸溶液、0.1mol/L 亚硝酸钠溶液、碱性 β-萘酚试液、硫酸铜试液、蒸馏水等。

（四）实验步骤

1. 磺胺嘧啶银的合成　取磺胺嘧啶 5.0g，置于 50ml 烧杯中，加入 10%氨水 20.0ml，搅拌下充分溶解，若有磺胺嘧啶没有溶解，可补加 1.0ml 氨水，使磺胺嘧啶完全溶解。再称取 3.4g 硝酸银置于 50ml 烧杯中，加入 10.0ml 氨水溶解。搅拌下，将硝酸银-氨水溶液倾入装有磺胺嘧啶-氨水的烧杯中，析出白色沉淀，继续搅拌至无新的白色沉淀析出，抽滤，滤饼用蒸馏水洗至无银离子为止，干燥，称重，计算收率。

2. 磺胺嘧啶锌的合成　取磺胺嘧啶 5.0g，置于 50ml 烧杯中，加入 10%氨水 20.0ml，搅拌下充分溶解，若有磺胺嘧啶没有溶解，可补加 1.0ml 氨水，使磺胺嘧啶完全溶解。再称取 3.0g 硫酸锌置于 50ml 烧杯中，加入 25.0ml 蒸馏水，充分搅拌溶解。搅拌下，将硫酸锌水溶液倾入装有磺胺嘧啶-氨水的烧杯中，析出白色沉淀，继续搅拌至无新的白色沉淀析出，抽滤，滤饼用蒸馏水洗至无硫酸根离子为止，干燥，称重，计算收率。

3. 磺胺嘧啶锌的检识

（1）取本品约 0.5g，加稀盐酸 5.0ml 使之溶解，加蒸馏水 20.0ml，加亚铁氰化钾试液，即析出白色沉淀，继续加亚铁氰化钾试液至沉淀完全；滤过，滤液用氢氧化钠溶液中和至对酚酞指示液显浅红色，加稀乙酸溶液 2.0ml 即析出白色沉淀；滤过，沉淀用水洗净，在 105℃干燥 1 小时，照下述鉴别（2）、（3）项试验。

（2）取沉淀物约 50.0mg，加稀盐酸 1.0ml 振摇使之溶解，加 0.1mol/L 亚硝酸钠溶液数滴，加碱性 β-萘酚试液数滴，即生成橘红色沉淀。

（3）取沉淀物约 100.0mg，加蒸馏水与 0.4%氢氧化钠溶液各 3.0ml，振摇使之溶解，滤过，取滤液加硫酸铜试液 1 滴，即生成黄绿色沉淀，放置后变为紫色。

注意事项：

（1）银离子的检测：取稀盐酸进行沉淀反应检测。

（2）硫酸根离子的检测：取 0.1mol/L 氯化钡溶液进行沉淀反应检测。

（五）思考题

1. 磺胺嘧啶银及磺胺嘧啶锌的合成为什么都要先做成铵盐？
2. 简述磺胺嘧啶银及磺胺嘧啶锌的制剂与临床应用。

实验十三　苯妥英钠的合成

（一）实验目的

1. 能够阐述苯妥英钠的合成原理。
2. 能够说明苯妥英钠的结构、性状和主要化学性质。
3. 能够应用维生素 B_1 催化安息香缩合反应。
4. 能够应用环合反应进行药物的合成。

（二）实验原理

苯妥英钠（phenytoin sodium）为白色粉末，无臭、味苦；微有吸湿性，易溶于水，能溶于乙醇，几乎不溶于乙醚和氯仿；在空气中渐渐吸收二氧化碳，生成苯妥英。本品为酰脲类抗癫痫药，抗惊厥作用较强，是治疗癫痫大发作和局限性发作的首选药，对小发作无效。化学名为 5，5-二苯基-2，4-咪唑烷二酮钠盐，化学结构式如下。

本实验以苯甲醛为原料合成苯妥英钠，合成路线如下。

（三）仪器与试剂

仪器：电子天平、恒温磁力搅拌水浴锅、循环式水泵、球形冷凝管、三颈圆底烧瓶、圆底烧瓶、量筒、胶头滴管、温度计、烧杯、布氏漏斗、抽滤瓶等。

试剂：新蒸苯甲醛、维生素 B_1（盐酸硫胺，规格为生化试剂）、氢氧化钠溶液、蒸馏水、浓硝酸、尿素、95%乙醇、盐酸、活性炭、蒸馏水等。

（四）实验步骤

1. 安息香的制备　在 100ml 三颈圆底烧瓶中加入 3.5g 维生素 B_1（盐酸硫胺）和 8.0ml 蒸馏水，溶解后再加入 95%乙醇 30.0ml，于室温搅拌下滴加 2.0mol/L 氢氧化钠溶液 10.0ml，再加入 20.0ml 新蒸苯甲醛，安装回流装置，水浴加热至 70℃，并恒温反应 1.5 小时。反应液倒入小烧杯中冷却析晶，抽滤，用冰水洗涤晶体，干燥，得到安息香粗品，测定熔点，计算收率。

2. 1，2-二苯乙二酮的制备　投料比为安息香粗品∶浓硝酸=1.0g∶6.0ml。

将干燥后的安息香粗品称重，按投料比在 100ml 圆底烧瓶中加入自制的安息香粗品（全部）和浓硝酸，安装冷凝管和尾气吸收装置，于沸水浴中加热，搅拌下恒温反应 1.5～2.0 小时。反应结束，分次趁热将反应液倒入盛有 150.0ml 冰水的烧杯中，充分搅拌，直至油状物全部转变为黄色固体，抽滤，冰水洗涤至中性，抽干，干燥，得到 1，2-二苯乙二酮。

3. 苯妥英的制备　投料比为 1，2-二苯乙二酮∶尿素∶15%氢氧化钠溶液∶95%乙醇∶蒸馏水=1.0g∶0.57g∶3.1ml∶5.0ml∶37.0ml。

将称量好的 1，2-二苯乙二酮、尿素、15%氢氧化钠溶液及 95%乙醇置于 100ml 圆底烧瓶中，安装回流装置，水浴加热，搅拌下 85℃左右恒温反应 1.5～2.0 小时。反应结束，反应液冷至室温，倒入盛有计算量蒸馏水的烧杯中，充分搅拌，放置 15 分钟，滤除黄色二苯乙炔二脲沉淀（副产物），滤液用 15%盐酸溶液酸化至 pH 4～5，抽滤，冰水洗涤至中性，抽干，干燥，得到苯妥英。

4. 苯妥英钠的制备　将干燥后的苯妥英称重，在 100ml 圆底烧瓶或烧杯中加入苯妥英和蒸馏水（1.0g 苯妥英加 5.0ml 蒸馏水），置于水浴中加热至 40～45℃，滴加 15%氢氧化钠溶液至刚好完全溶解，加活性炭，60℃加热脱色 30 分钟，趁热抽滤，滤液加活性炭，60℃再脱色 30 分钟，趁热抽滤，滤液冷却析晶，抽滤，得到白色晶体，即苯妥英钠，尽量抽干，真空干燥，称重，计算收率。

5. 检查　按照《中国药典》的规定，对所制备得到的苯妥英钠进行澄明度的检查。取苯妥英钠 0.5g，加新煮沸过的冷蒸馏水 20.0ml 溶解后，加 0.1mol/L 氢氧化钠溶液 2.0ml，溶液应澄明。

（五）思考题

1. 维生素 B_1（盐酸硫胺）和氰化钾催化安息香缩合反应的机制有何不同？

2. 由安息香和浓硝酸制备 1，2-二苯乙二酮的实验中产生的尾气是什么？尾气吸收的机制是什么？

3. 工业生产中常用的氧化剂除了浓硝酸外，还有哪些？

4. 合成苯妥英钠还有哪些方法？写出相应的参考文献。

实验十四 贝诺酯的合成

（一）实验目的

1. 能够阐述贝诺酯的合成原理和说明 Schotten-Baumann 酯化反应的原理。
2. 能够说明贝诺酯的结构、性状和主要化学性质。
3. 能够应用二氯亚砜来合成酰氯和对合成所得贝诺酯进行纯化操作。

（二）实验原理

贝诺酯（benorilate）为白色结晶或结晶性粉末，无臭无味，不溶于水，易溶于热的乙醇。本品为前药，是阿司匹林与对乙酰氨基酚（扑热息痛）的酯化产物，是一种新型的解热镇痛和抗炎药物，又名扑炎痛，主要用于类风湿性关节炎、急慢性风湿性关节炎、风湿痛、感冒发热、头痛、神经痛及术后疼痛等。化学名为 2-乙酰氧基-苯甲酸-（4'-乙酰氨基）-苯酯，熔点为 177～181℃。化学结构式如下。

本实验以阿司匹林和对乙酰氨基酚为原料，通过拼合原理合成贝诺酯，合成路线如下。

（三）仪器与试剂

仪器：电子天平、恒温磁力搅拌水浴锅、循环式水泵、球形冷凝管、三颈圆底烧瓶、圆底烧瓶、量筒、胶头滴管、搅拌子、温度计、烧杯、布氏漏斗、抽滤瓶、滴液漏斗等。

试剂：阿司匹林、对乙酰氨基酚、N, N-二甲基甲酰胺（DMF）、二氯亚砜、丙酮、蒸馏水、氢氧化钠、无水乙醇、盐酸、活性炭等。

（四）实验步骤

1. 乙酰水杨酰氯的制备 在 100ml 干燥的三颈圆底烧瓶中，加入 5.0g 阿司匹林和 2～3 滴 DMF，控制温度≤30℃，搅拌下缓缓滴加 3.5g（或 2.2ml）二氯亚砜，继续搅拌，并缓缓加热至 65℃，恒温反应 30 分钟，即得到乙酰水杨酰氯，用干燥的胶头滴管转移到干燥的滴液漏斗中，用 10.0ml 丙酮洗涤烧瓶，合并于滴液漏斗中。

2. 对乙酰氨基酚钠的制备 在 100ml 三颈圆底烧瓶中加入 18.0ml 蒸馏水、1.4g 氢氧化钠，溶解，再加入 3.2g 对乙酰氨基酚，搅拌至溶液澄清。

3. 贝诺酯的制备 将装有对乙酰氨基酚钠的三颈圆底烧瓶置于冰水浴中，于 0～5℃（冰水浴）

下缓慢均匀滴加上一步制得的乙酰水杨酰氯。滴加完后测试 pH，用 20%氢氧化钠溶液调控制 pH ≥13.5，0~5℃下搅拌反应 30 分钟，抽滤，用冷水洗至中性，得到白色或类白色固体，即贝诺酯粗品，干燥。

4. 贝诺酯的纯化 投料比为贝诺酯粗品：无水乙醇=1.0g：8.0ml。

干燥后贝诺酯粗品称重，将贝诺酯粗品和无水乙醇按投料比加到 100ml 圆底烧瓶中，水浴加热回流，基本溶解后将圆底烧瓶取出，稍冷后加入适量活性炭，然后水浴加热脱色 30 分钟，趁热抽滤，滤液冷却析晶，抽滤，用少量冷的无水乙醇洗涤晶体，抽干，干燥，得到贝诺酯，测定熔点，计算收率。

（五）思考题

1. 使用二氯亚砜制备酰氯的优点是什么？在反应中产生的尾气是什么？
2. 为什么要将对乙酰氨基酚的酚羟基转化成酚钠？
3. 由乙酰水杨酰氯和对乙酰氨基酚钠制备贝诺酯的反应为何要保持 pH≥13.5？

实验十五 盐酸普鲁卡因的合成

（一）实验目的

1. 能够阐述盐酸普鲁卡因的合成原理。
2. 能够说明盐酸普鲁卡因的结构、性状和主要化学性质。
3. 能够利用水和甲苯共沸脱水的原理进行羧酸酯化反应的操作。
4. 能够应用盐析法来分离和精制水溶性盐类成分。

（二）实验原理

盐酸普鲁卡因（procaine hydrochloride）为白色结晶或结晶性粉末，无臭。易溶于水（1∶1），略溶于乙醇（1∶30），微溶于三氯甲烷，几乎不溶于乙醚，在空气中稳定，但对光线敏感，应避光储存。本品为苯甲酸酯类局部麻醉药，具有良好的局部麻醉作用，毒性低，无成瘾性，临床上用于浸润麻醉、脊椎麻醉、表面麻醉和局部封闭疗法。化学名为 4-氨基苯甲酸-2-（二乙氨基）-乙酯盐酸盐。化学结构式如下。

本实验以对硝基苯甲酸为原料合成盐酸普鲁卡因，合成路线如下。

（三）仪器与试剂

仪器：电子天平、磁力电热套、分水器、回流冷凝管、三颈圆底烧瓶、锥形瓶、旋转蒸发仪、循环式水泵、量筒、胶头滴管、温度计、烧杯、布氏漏斗、抽滤瓶、搅拌子、减压蒸馏烧瓶等。

试剂：对硝基苯甲酸、2-二乙胺基乙醇、二甲苯、20%氢氧化钠溶液、铁粉、3%盐酸溶液、饱和硫化钠溶液、活性炭、精制食盐、保险粉（连二亚硫酸钠）、10%盐酸溶液、浓盐酸、蒸馏水、无水乙醇等。

（四）实验步骤

1. 4-硝基苯甲酸-2-（二乙氨基）-乙酯（俗称硝基卡因）**的制备** 在装有搅拌子、温度计、分水器及回流冷凝管的 500ml 三颈圆底烧瓶中，加入 20.0g 对硝基苯甲酸，150.0ml 二甲苯，加热回流（控制好加热温度，内温约为 145℃），与水共沸 6 小时。停止加热，稍冷，将反应液倒入 250ml 锥形瓶中，放置冷却（过夜），析出固体。将上清液用倾泻法转移至减压蒸馏烧瓶中，减压蒸馏去除二甲苯，残留物用 3%盐酸溶液 180.0ml 溶解，并与锥形瓶中的固体合并，过滤，去除未反应的对硝基苯甲酸，滤液（含硝基卡因）备用。

2. 普鲁卡因的制备（还原） 将上一步得到的滤液（含硝基卡因）转移至装有搅拌子、温度计的 500ml 三颈圆底烧瓶中，搅拌下用 20%氢氧化钠溶液调 pH 至 4～4.2，充分搅拌下，于 25℃下分次加入经活化的 35.0g 铁粉，约 30 分钟加完，反应温度自动上升，注意控制温度不超过 70℃（必要时可冷却），待铁粉加毕，于 40～45℃恒温反应 2 小时至溶液转变为棕黑色，抽滤，滤渣以少量蒸馏水洗涤 2 次（每次 10.0ml），滤液用 10%盐酸溶液酸化至 pH 为 5。滴加饱和硫化钠溶液调 pH 至 7.8～8.0，沉淀出反应液中的铁盐，抽滤，滤渣用少量蒸馏水洗涤 2 次，滤液用 10%盐酸溶液酸化 pH 至 6。加少量活性炭，于 50～60℃反应 10 分钟，抽滤，滤渣用少量水洗涤 1 次，将滤液用冰水冷却至 10℃以下，用 20%氢氧化钠溶液碱化至普鲁卡因全部析出（pH 9.5～10.5），过滤，沉淀即为普鲁卡因盐基，干燥，备用。

3. 盐酸普鲁卡因的制备（成盐与精制） 将上一步制得的普鲁卡因盐基置于干燥的小烧杯中，外用冰水浴冷却，慢慢滴加浓盐酸至 pH 5.5，加热至 50℃，加精制食盐至饱和，升温至 60℃，加入适量保险粉（约为普鲁卡因盐基重量的 0.5%），再加热至 65～70℃，趁热过滤，滤液用冰浴冷却，析晶，抽滤，即得盐酸普鲁卡因粗品。

将盐酸普鲁卡因粗品置于烧杯中，滴加蒸馏水至 70℃时刚好溶解（按 1.0g：1.5ml 的比例加蒸馏水）。加入适量保险粉，于 70℃反应 10 分钟，趁热过滤，滤液自然冷却，当有结晶析出时，再用冰水浴冷却，使结晶全部析出。过滤，结晶用少量冷的无水乙醇洗涤 2 次，结晶干燥，得到盐酸普鲁卡因，以对硝基苯甲酸计算总收率。

注意事项：

（1）羧酸与醇的酯化反应为可逆反应，反应达到平衡时，生成酯的量较少（约为 65.2%），为使反应平衡向右进行，需要向反应体系中不断加入反应原料或不断去除反应的产物。本反应利用二甲苯与水形成共沸混合物的原理，将反应生成的水不断除去，从而使酯化反应趋于完全。由于水的存在对反应产生不利影响，因此，此步反应所使用的药品及仪器应干燥。

（2）考虑到教学实验的需要，将第一步反应（硝基卡因的制备）的分水时间定为 6 小时，若延长反应时间，收率可有所提高。

（3）对硝基苯甲酸应除尽，否则影响产品质量。

（4）此还原反应为放热反应，铁粉必须分次加入，以免反应过于剧烈，加完铁粉后，温度自然上升，保持在 45℃左右为宜，并注意反应液颜色的变化（绿—棕—黑），若不转变为棕黑色，表示反应尚未完全，可补加适量活化的铁粉，继续反应一段时间。

（5）铁粉活化的目的是去除其表面的铁锈。具体方法：取铁粉 35.0g，加 100.0ml 蒸馏水，浓盐酸 0.6ml，加热至微沸，用蒸馏水以倾泻法洗至中性，置蒸馏水中保存备用。

（6）去除铁盐时，因溶液中有过量的硫化钠存在，加酸后可使其形成胶体硫，加活性炭后过滤，便可将其除去。

（7）严格控制 pH 为 5.5 左右，以免苯环上的氨基成盐。

（8）保险粉为强还原剂，可防止芳伯氨基氧化，同时可去除有色杂质，以保障产品色泽洁白，若用量过多，则导致产品含硫量不合格。

（五）思考题

1. 对硝基苯甲酸酯化为硝基卡因的可能途径还有哪些？
2. 酯化反应的特点是什么？在合成反应中如何控制？
3. 二甲苯在酯化反应中作用是什么？
4. 对硝基苯甲酸酯化反应结束后，放冷除去的固体是什么？为什么要除去？
5. 还原反应结束后为什么要加入硫化钠？
6. 在盐酸普鲁卡因成盐和精制的过程中为什么要加入保险粉？

实验十六 诺氟沙星的合成

（一）实验目的

1. 能够阐述诺氟沙星的合成原理。
2. 能够说明诺氟沙星的结构、性状和主要化学性质。
3. 能够了解诺氟沙星合成过程中各类化学反应的特点、机制、操作要求和反应重点的控制等。

（二）实验原理

诺氟沙星（norfloxacin），又名氟哌酸，为微黄色针状结晶或结晶性粉末，无臭，味微苦，在室温下相对稳定，光照分解，颜色渐变深，几乎不溶于水，难溶于乙醇，在乙酸、盐酸或氢氧化钠溶液中易溶。本品为第三代喹诺酮类合成抗菌药，具有抗菌谱广、抗菌作用强等特点，临床上用于治疗敏感菌所引起尿道、肠道及耳道等感染性疾病，是治疗肠炎痢疾的常用药，不易产生耐药性，使用较安全。化学名为 1-乙基-6-氟-1，4-二氢-4-氧代-7-（1-哌嗪基）-3-喹啉羧酸。熔点为 216～220℃，化学结构式如下。

诺氟沙星的合成方法很多，我国工业生产主要采取的路线如下。

（三）仪器与试剂

仪器：电子天平、恒温磁力搅拌水浴锅、磁力电热套、回流冷凝装置、三颈圆底烧瓶、四颈圆底烧瓶、滴液漏斗、分液漏斗、真空干燥器、水蒸气蒸馏装置、蒸馏装置、量筒、胶头滴管、温度计、烧杯、布氏漏斗、抽滤瓶、氯化钙干燥管等。

试剂：邻二氯苯、浓硫酸、浓硝酸、氟化钾、二甲亚砜、铁粉、氯化钠、浓盐酸、乙氧基次甲基丙二酸二乙酯（EMME）、液状石蜡、甲苯、丙酮、溴乙烷、N, N-二甲基甲酰胺（DMF）、无水碳酸钠、氢氧化钠、无水哌嗪、吡啶、冰醋酸、蒸馏水、乙醇等。

（四）实验步骤

1. 3，4-二氯硝基苯的制备 投料量为邻二氯苯：浓硫酸（化学纯，质量分数≥98%）：浓硝酸（化学纯，质量分数≥65%）=35.0g：79.0g：51.0g。

在装有搅拌装置、回流冷凝装置、温度计、滴液漏斗的四颈圆底烧瓶中，先加入浓硝酸，水浴冷却下用滴液漏斗滴加浓硫酸，控制滴加速度，使温度保持在50℃以下。滴完后，换另一个滴液漏斗，于40～50℃滴加邻二氯苯，40分钟内滴完，升温至60℃，恒温反应2小时，静置分层，取上层油状液体倾入5倍量的蒸馏水中，搅拌，固化，放置30分钟，过滤，固体用蒸馏水洗至近中性（pH 6～7），真空干燥，称重，计算收率。

2. 4-氟-3-氯-硝基苯的制备 投料量为3，4-二氯硝基苯：氟化钾：二甲亚砜=40.0g：23.0g：73.0g。

在装有搅拌装置、回流冷凝装置、温度计、氯化钙干燥管的四颈圆底烧瓶中，加入3，4-二氯硝基苯、氟化钾、二甲亚砜，升温到回流温度（194～198℃），恒温快速搅拌1～1.5小时，冷至50℃左右，加入75.0ml蒸馏水并充分搅拌，倒入分液漏斗中，静置分层，分出油状物，进行水蒸气蒸馏，得到浅黄色固体，过滤，蒸馏水洗至中性，真空干燥，得到4-氟-3-氯-硝基苯的制备。

3. 4-氟-3-氯-苯胺的制备 投料量为4-氟-3-氯-硝基苯：铁粉：氯化钠：浓盐酸：蒸馏水=30.0g：51.5g：4.3g：2.0ml：173.0ml

在装有搅拌装置、回流冷凝装置、温度计的三颈圆底烧瓶中，加入铁粉、蒸馏水、氯化钠、浓盐酸，于100℃活化10分钟，降温至85℃，快速搅拌下加入一半的4-氟-3-氯-硝基苯，温度自然升至95℃，10分钟后加入另一半的4-氟-3-氯-硝基苯，于95℃反应2小时，然后将反应液进行水蒸气蒸馏，馏出液中加冰，使产品固化完全，过滤，于30℃以下干燥，得到4-氟-3-氯-苯胺。

4. 6-氟-7-氯-1，4-二氢-4-氧代-喹啉-3-羧酸乙酯（环合物）的制备 投料量为4-氟-3-氯-苯胺：EMME：液状石蜡=15.0g：24.0g：80.0ml。

在装有搅拌装置、回流冷凝装置、温度计的三颈圆底烧瓶中，加入4-氟-3-氯-苯胺和EMME，快速搅拌下加热至120℃，于120～130℃恒温反应2小时，放冷至室温，将回流装置改为水蒸气蒸馏装置，加入液状石蜡，加热至260～270℃，有大量乙醇生成，回收乙醇反应0.5小时后，冷却到60℃以下，过滤，滤饼分别用甲苯、丙酮洗涤至滤饼呈类白色，得到6-氟-7-氯-1，4-二氢-4-氧代-喹啉-3-羧酸乙酯（环合物），烘干，计算收率。

5. 1-乙基-6-氟-7-氯-1，4-二氢-4-氧代-喹啉-3-羧酸乙酯（乙基物）的制备 投料量为6-氟-7-氯-1，4-二氢-4-氧代-喹啉-3-羧酸乙酯（环合物）：溴乙烷：DMF：无水碳酸钠=25.0g：25.0g：125.0g：30.8g。

在装有搅拌装置、回流冷凝装置、温度计、滴液漏斗的250ml四颈圆底烧瓶中，加入6-氟-7-氯-1，4-二氢-4-氧代-喹啉-3-羧酸乙酯（环合物）、无水碳酸钠、DMF，搅拌加热至70℃，于70～80℃下再滴加溴乙烷（40～60分钟内滴完），升温至100～110℃，恒温反应6～8小时，反应结束后，减压回收70%～80%的DMF，降温至50℃左右，加入200.0ml蒸馏水，析出固体，过滤，用蒸馏水洗涤，干燥，得到粗品，再用乙醇重结晶。

6. 1-乙基-6-氟-7-氯-1，4-二氢-4-氧代-3-喹啉羧酸的制备 投料量为1-乙基-6-氟-7-氯-1，4-二氢-4-氧代-喹啉-3-羧酸乙酯（乙基物）：氢氧化钠：蒸馏水=20.0g：5.5g：75.0ml。

在装有搅拌装置、回流冷凝装置、温度计的三颈圆底烧瓶中，加入1-乙基-6-氟-7-氯-1，4-二氢-4-氧代-喹啉-3-羧酸乙酯（乙基物）、氢氧化钠和蒸馏水，加热至 95～100℃，保温 10 分钟，冷却至 50℃，加入 120.0ml 蒸馏水稀释，用浓盐酸调 pH 至 6，冷却至 20℃，过滤，以蒸馏水洗涤，干燥，测熔点（若熔点低于 270℃，需进行重结晶），计算收率。

7. 诺氟沙星的制备　投料量为 1-乙基-6-氟-7-氯-1，4-二氢-4-氧代-3-喹啉羧酸∶无水哌嗪∶吡啶=10.0g∶13.0g∶65.0g。

在装有搅拌装置、回流冷凝装置、温度计的三颈圆底烧瓶中，加入 1-乙基-6-氟-7-氯-1，4-二氢-4-氧代-3-喹啉羧酸、无水哌嗪和吡啶，回流反应 6 小时，反应液冷却至 10℃，析出固体，抽滤，得到粗品。将上述粗品加 100.0ml 蒸馏水溶解，用冰醋酸调 pH 至 7，抽滤，得到诺氟沙星，烘干，测定熔点，计算收率和总收率。

注意事项：

（1）氟化反应为绝对无水反应，所有仪器和药品均需无水，微量水都会导致产率大幅度下降。

（2）有机胺的制备通常是在乙酸或盐酸存在下，用铁粉还原硝基化合物而得到，该方法原料便宜、操作简便、收率稳定，适合于工业生产。另外，铁粉需要活化后才能使用，铁粉一般在 60 目左右为宜。由于铁粉较重，因此该反应需要剧烈搅拌。

（3）水蒸气蒸馏时应控制好冷凝水的流速，以防止反应物固化，堵塞冷凝管。

（4）第四步反应为无水反应，需严格控制无水操作，少量水的存在，都会导致 EMME 的分解。

（5）环合反应的反应温度控制在 260～270℃，为了避免反应温度超过 270℃，可在温度将要到达时，减慢加热速度。反应开始后反应液变得黏稠，为避免局部过热，应快速搅拌。

（6）溴乙烷沸点低，易挥发，为了避免损失，可将滴液漏斗的滴管加长，插到液面下滴加，同时注意反应装置的密闭性。

（五）思考题

1. 硝化试剂有很多种，请举出其中几种，并说明其各自的特点。
2. 在由 3，4-二氯硝基苯制备 4-氟-3-氯-硝基苯的反应中，提高反应收率的关键是什么？
3. 在 4-氟-3-氯-苯胺的制备中，反应原料 4-氟-3-氯-硝基苯为何要分两次进行投料？
4. 在制备 6-氟-7-氯-1，4-二氢-4-氧代-喹啉-3-羧酸乙酯的反应中，液状石蜡的作用是什么？
5. 除溴乙烷以外，常用的乙基化试剂还有哪些？说说它们的特点。
6. 在制备 1-乙基-6-氟-7-氯-1，4-二氢-4-氧代-3-喹啉羧酸的反应中，用浓盐酸调 pH，当 pH 快接近 6 时，溶液有什么变化？为什么？
7. 在最后一步合成诺氟沙星的实验中，用蒸馏水进行重结晶，主要是为了除去什么杂质？

实验十七　美沙拉嗪的合成

（一）实验目的

1. 能够阐述合成美沙拉嗪的原理。
2. 能够说明美沙拉嗪的结构、性状和理化性质，并说出水杨酸类非甾体抗炎药的主要理化性质。
3. 能够应用硝化反应、还原反应合成美沙拉嗪。
4. 能够对合成的美沙拉嗪进行纯度检查及纯化操作。

（二）实验原理

美沙拉嗪（mesalazine），又称为 5-氨基水杨酸（5-ASA），为灰白色结晶或结晶状粉末，微溶于冷水、乙醇。美沙拉嗪通过在肠黏膜层抑制前列腺素、白三烯的合成，抑制肠黏膜炎症，是治疗溃疡性结肠炎的一线药物。美沙拉嗪化学名为 5-氨基-2-羟基苯甲酸，分子式为 $C_7H_7NO_3$，熔点为 274℃。化学结构式如下。

美沙拉嗪的合成以水杨酸作为原料，通过与硝酸反应，制备中间体 5-硝基-2-羟基苯甲酸；5-硝基-2-羟基苯甲酸还原，合成美沙拉嗪。合成路线如下。

（三）仪器与试剂

仪器：磁力搅拌器、三颈圆底烧瓶、冷凝管、温度计、布氏漏斗、抽滤瓶、水浴加热锅、量筒、烧杯、滴管、漏斗、烘箱、熔点测定仪等。

试剂：水杨酸、70%硝酸溶液、冰醋酸、浓盐酸、铁粉、40%氢氧化钠溶液、保险粉（连二亚硫酸钠）、40%硫酸溶液、氨水、pH 试纸、蒸馏水、活性炭等。

（四）实验步骤

1. 水杨酸的硝化　在装有温度计的 100ml 三颈圆底烧瓶中，加入水杨酸 14.0g，蒸馏水 14.0ml，冰醋酸 3.0ml，开动搅拌，搅拌升温至 70℃左右，缓慢滴加 70%硝酸溶液 17.5ml。滴毕，继续保温搅拌 1 小时。反应完毕，停止搅拌，将反应液倾入盛有 150.0ml 冰水的烧杯中，放置 30 分钟，析出固体。抽滤，干燥，得到淡黄色 5-硝基-2-羟基苯甲酸粗品。

5-硝基-2-羟基苯甲酸粗品加入 150.0ml 热水，加热搅拌至完全溶解，趁热过滤，冷却滤液，析出 5-硝基-2-羟基苯甲酸精品，抽滤，干燥，测熔点（mp 227～230℃），称重，计算收率。

2. 美沙拉嗪的合成　在装有温度计和冷凝管的 100ml 三颈圆底烧瓶中，加入蒸馏水 25.0ml，升温至 60℃以上，加入浓盐酸 6.0ml、铁粉 4.0g，加热至沸腾，之后交替加入自制中间体 5-硝基-2-羟基苯甲酸 8.0g（分 4 次加入）和铁粉 6.0g（分 3 次加入），每次间隔 5 分钟，加料完毕后，继续保温搅拌 1 小时。反应完毕，加入 10.0ml 蒸馏水，降温至 70℃，用 40%氢氧化钠溶液调 pH 至 10，抽滤，用水洗涤，合并滤液和洗液，搅拌下加入保险粉 1.5g，抽滤，滤液用 40%硫酸溶液调 pH 至 2～3，析出固体，过滤，干燥，得固体美沙拉嗪粗品。

向美沙拉嗪粗品中加水 80.0ml，浓盐酸 3.5ml，加热溶解后加入活性炭少许，加热回流 5 分钟后趁热过滤，冷却，滤液用氨水调 pH 至 2～3，析出固体，抽滤，冷水洗涤，得美沙拉嗪精品，测熔点。

注意事项：硝化反应是放热反应，滴加 70%硝酸溶液时速度要慢一些，同时注意保持温度在 70～80℃。

（五）思考题

1. 美沙拉嗪的合成方法还有哪些？
2. 写出硝化反应的机制。
3. 为什么要将 5-硝基-2-羟基苯甲酸粗品溶于热水？

实验十八　维生素 K_3 的合成

（一）实验目的

1. 能够阐述合成维生素 K_3 的原理。
2. 能够说明维生素 K_3 的结构、性状和理化性质，并说出脂溶性 K 类维生素的主要理化性质。
3. 能够应用氧化反应、加成反应合成维生素 K_3。
4. 能够对合成的维生素 K_3 进行纯度检查及纯化操作。

（二）实验原理

维生素 K 是具有凝血作用维生素的总称，属于脂溶性维生素。维生素 K 在肝脏除参与合成凝血酶原外，还能促进凝血因子Ⅶ、Ⅸ、Ⅹ的合成，在临床上主要用于凝血酶原过低症、新生儿出血症的防治。

维生素 K_3（vitamin K_3），又名 2-甲萘醌，常制备为水溶性的维生素 K_3 亚硫酸氢钠，分子式为 $C_{11}H_9NaO_5S$，性状为白色结晶性粉末，易吸湿，易溶于水，微溶于乙醇，几乎不溶于乙醚。维生素 K_3 亚硫酸氢钠的化学结构式如下。

维生素 K_3 亚硫酸氢钠的合成以 β-甲基萘作为原料，通过氧化反应，制备 β-甲萘醌；β-甲萘醌与亚硫酸氢钠进行加成反应，生成维生素 K_3 亚硫酸氢钠。合成路线如下。

（三）仪器与试剂

仪器：磁力搅拌器、三颈圆底烧瓶、温度计、布氏漏斗、抽滤瓶、水浴加热锅、量筒、烧杯、锥形瓶、滴管、漏斗、烘箱等。

试剂：β-甲基萘、铬酸、乙酸、亚硫酸氢钠、无水乙醇、蒸馏水等。

（四）实验步骤

1. 中间体 β-甲萘醌的制备　量取 β-甲基萘-乙酸溶液 40.0ml（其中含 β-甲基萘 5.0g），置于 250ml 三颈圆底烧瓶中。称取铬酸 22.5g 于小烧杯中，加蒸馏水 22.0ml 溶解备用。将温度计安装于三颈圆底烧瓶中，启动搅拌，保持 35~40℃下缓慢滴加铬酸溶液，其间以冷水浴降温控制反应温度。滴毕，继续在 40℃以下保温搅拌 30 分钟，后升温到 70℃保温搅拌 30 分钟，再升温到 85℃保温搅拌 15 分钟。反应完毕，停止搅拌，将反应物倾入盛有 200.0ml 冷水的烧杯中，搅拌，抽滤，用适量冷水洗涤滤饼，干燥，备用。

2. 维生素 K_3 亚硫酸氢钠的合成　称取自制中间体 β-甲萘醌 2.0g，置于 250ml 三颈圆底烧瓶中，加无水乙醇 9.4ml，搅拌溶解。称取亚硫酸氢钠 2.4g 置于小烧杯中，加 2.4ml 蒸馏水溶解备用。将亚硫酸氢钠溶液慢慢滴加到三颈圆底烧瓶中，保持反应温度小于 40℃，在 35~40℃继续保温搅拌 1 小时。反应完毕，将三颈圆底烧瓶置于冰水浴中冷却至 10℃以下，待出现结晶时继续保冷 10 分钟以上，抽滤，并用少量无水乙醇洗涤，干燥，得粗品维生素 K_3 亚硫酸氢钠。

称取粗品维生素 K_3 亚硫酸氢钠 2.0g，置于 100ml 锥形瓶中，加入 1.06ml 无水乙醇及少量亚硫酸氢钠，加热至完全溶解，于 60~70℃保温 30 分钟。趁热过滤，滤液倒入干净的锥形瓶中，置于冰水浴中冷却至 10℃以下，待出现结晶时继续保冷 10 分钟以上，抽滤，并用少量无水乙醇洗涤，70℃以下干燥，得白色晶体维生素 K_3 亚硫酸氢钠。

注意事项：

（1）氧化反应是放热反应，应缓慢滴加铬酸溶液，同时注意保持温度在 40℃以下。

（2）因维生素 K_3 亚硫酸氢钠微溶于乙醇，故洗涤用无水乙醇。

（五）思考题

1. 药物合成中常用的氧化方法还有哪些？

2. 氧化和加成反应中为什么要控制温度？

3. 重结晶时，为什么要加入亚硫酸氢钠？

实验十九　烟酸的合成

（一）实验目的

1. 能够阐述高锰酸钾对芳香烃的氧化反应原理，以及合成烟酸的原理。
2. 能够说明烟酸的结构、性状和理化性质，并说出水溶性维生素的主要理化性质。
3. 能够应用氧化反应合成烟酸。
4. 能够对合成的烟酸等酸碱两性化合物进行纯度检查及纯化操作。

（二）实验原理

烟酸曾称维生素 B_3，属于水溶性维生素。烟酸参与组织的氧化还原过程，具有促进细胞新陈代谢和扩张血管、降血脂的功能，还具有促进铁吸收和血细胞的生成、维持皮肤正常功能等作用，临床上主要用于防治糙皮病。

烟酸（nicotinic acid）为吡啶-3-羧酸，分子式为 $C_6H_5NO_2$，性状为白色结晶或结晶性粉末，在水中略溶，微溶于乙醇，几乎不溶于乙醚，在碳酸钠试液或氢氧化钠试液中易溶，熔点为 236～239℃，烟酸的化学结构式如下。

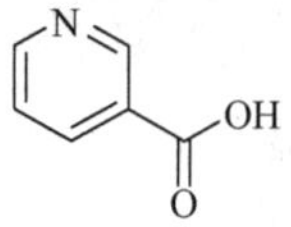

烟酸的合成以 3-甲基吡啶作为原料，通过氧化反应制备。合成路线如下。

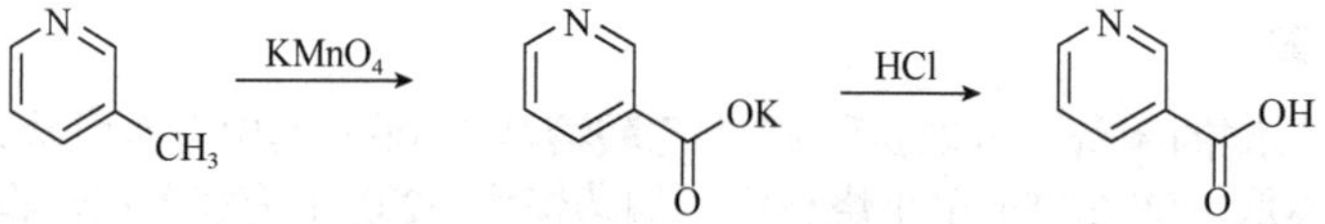

（三）仪器与试剂

仪器：磁力搅拌器、三颈圆底烧瓶、冷凝管、圆底烧瓶、温度计、布氏漏斗、抽滤瓶、水浴加热锅、量筒、烧杯、滴管、漏斗、烘箱等。

试剂：3-甲基吡啶、固体高锰酸钾、浓盐酸、活性炭、pH 试纸、蒸馏水等。

（四）实验步骤

1. 烟酸的制备　在装有冷凝管、温度计的 500ml 三颈圆底烧瓶中，加入 3-甲基吡啶 5.0g、蒸馏水 200.0ml，水浴加热至 85℃。搅拌下，分批加入固体高锰酸钾 21.0g，反应温度控制在 85～90℃，加毕，保温搅拌 1 小时。反应完毕，将装置改为常压蒸馏装置，蒸出水和未反应的 3-甲基吡啶，至馏出液不浑浊为止，约蒸馏出 130.0ml 水，停止蒸馏，趁热过滤，用 12.0ml 沸水分三次洗涤滤饼（二氧化锰），合并滤液与洗液，得烟酸钾水溶液。将烟酸钾水溶液移至 500ml 烧杯中，用浓盐酸调 pH 至 3～4，冷却析晶，抽滤，得到烟酸粗品。

2. 烟酸的精制　将烟酸粗品移至 250ml 圆底烧瓶中，加 5 倍量的蒸馏水，水浴加热至溶解，加入活性炭少许，加热至沸腾，脱色 10 分钟，趁热过滤，逐渐冷却析晶，抽滤，并用少量冷水洗涤，干燥，得无色针状结晶烟酸，测熔点。

注意事项：

（1）高锰酸钾氧化反应会生成二氧化锰，过滤除去。若氧化反应完全，滤去二氧化锰后反应液不再显紫红色，若仍显紫红色说明有剩余的高锰酸钾，可加入少量乙醇，加热，待紫色消失后重新过滤。

（2）逐渐冷却析晶，可减少产物中的杂质氯化钾。

（五）思考题

1. 烟酸的合成方法还有哪些?

2. 精制时，应加入多少活性炭？

实验二十　水杨酰苯胺的合成

（一）实验目的

1. 能够阐述酚酯化和酰酯化的反应原理。

2. 能够在药物合成中合理应用结构修饰的方法。

（二）实验原理

水杨酰苯胺（salicylanilide）为水杨酸类解热镇痛药，白色结晶性粉末，几乎无臭，微溶于冷水，略溶于乙醚、氯仿、丙二醇，易溶于碱性溶液。临床用于发热、头痛、神经痛、关节痛及活动性风湿病，作用较阿司匹林强，副作用小。化学名为邻羟基苯甲酰苯胺，熔点为 135.8～136.2℃，化学结构式如下。

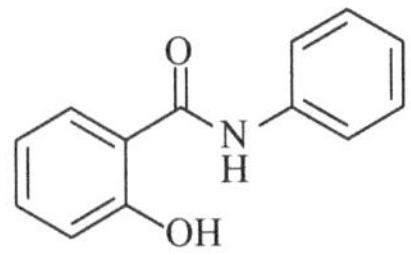

水杨酰苯胺的合成以水杨酸作为原料，通过酯化和酰化反应制备获得。合成路线如下。

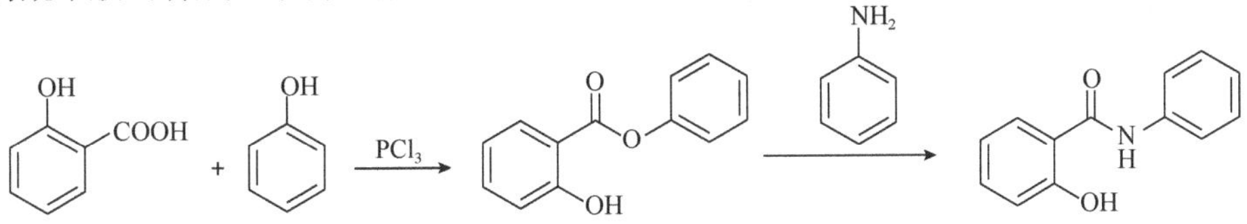

（三）仪器与试剂

仪器：搅拌装置、三颈圆底烧瓶、球形冷凝管、温度计、滴液漏斗、圆底烧瓶、布氏漏斗、抽滤瓶、油浴装置、回流冷凝管等。

试剂：苯酚、水杨酸、苯胺、三氯化磷、85%乙醇溶液、95%乙醇溶液、活性炭、乙二胺四乙酸（EDTA）、蒸馏水等。

（四）实验操作

1. 水杨酸苯酯的制备　在干燥的 100ml 三颈圆底烧瓶中安装搅拌装置、温度计和球形冷凝管，依次加入苯酚 5.0g，水杨酸 7.0g，油浴加热使熔融，控制油浴温度在（140±2）℃，通过滴液漏斗缓缓加入三氯化磷 2.0ml，此时有氯化氢气体产生（在冷凝器上端接排气管，尾管甩进水槽中）。三氯化磷加毕，维持油浴温度（140±2）℃反应 2 小时，趁热搅拌下加入 50.0ml 蒸馏水（50℃）中，于冰水浴中不断搅拌，至析出固体，过滤、水洗，得水杨酸苯酯粗品。

2. 水杨酰苯胺的制备　将上步制得的水杨酸苯酯粗品，投入 25ml 圆底烧瓶，油浴加热至 120℃，使熔融，不时摇动圆底烧瓶，并在此温度维持 5 分钟左右，然后按 1.0g 水杨酸苯酯加 0.45ml 苯胺的比例，加入苯胺。安装回流冷凝管，加热至（160±5）℃，反应 2 小时，温度稍降后，趁热倾入 30.0ml 85%乙醇溶液中，置冰水浴中搅拌，至析出结晶，过滤，用 85%乙醇洗 2 次，干燥，得水杨酰苯胺粗品。

3. 精制　取水杨酰苯胺粗品，投入附有回流冷凝管的圆底烧瓶中，加 4 倍量的 95%乙醇溶液（W/V），于 60℃水浴中，使之溶解，加少量活性炭及 EDTA 脱色 10 分钟，趁热过滤，冷却、过滤。用少量 95%乙醇洗 2 次（母液回收），干燥得本品。测熔点，计算收率。

注意事项：

（1）本实验采用先合成水杨酸苯酯，再用苯胺酰化，而不是直接用水杨酸酰化。这是因为，氨基中的氮原子的亲核能力较羟基的氧原子强，一般可用羧酸或羧酸酯为酰化剂，而酯基中则以苯酯最活泼，且避免了羧酸与氨基物成盐的问题，因此羧酸酯类作为酰化剂常被应用。

（2）产品精制需要加少量 EDTA，因为酚羟基易受金属离子催化氧化使产品带有颜色。加入 EDTA 的目的是络合金属离子，防止产品氧化着色。

（五）思考题

1. 水杨酸苯胺的合成，可否用水杨酸直接酯化？
2. 产品精制时，为什么要在 60℃使之溶解？脱色时为什么要加入少量 EDTA？

实验二十一　巴比妥的合成

（一）实验目的

1. 能够阐述巴比妥的合成过程。
2. 能够学会应用无水操作技术。
3. 进一步巩固回流、蒸馏、减压蒸馏、重结晶等基本操作。

（二）实验原理

巴比妥（barbital）为长时效的催眠药，主要用于神经过度兴奋、狂躁或忧虑引起的失眠。巴比妥化学名为 5，5-二乙基巴比妥酸，其化学结构式如下。

巴比妥为白色结晶或结晶性粉末，无臭，味微苦。熔点为 189～192℃。难溶于水，易溶于沸水及乙醇，溶于乙醚、氯仿及丙酮。

合成路线如下。

（三）仪器与试剂

仪器：圆底烧瓶、球形冷凝管（顶端附氯化钙干燥管）、搅拌装置、分液漏斗、滴液漏斗、油浴装置、锥形瓶、温度计、三颈瓶、布氏漏斗、抽滤瓶等。

试剂：无水乙醇、金属钠、邻苯二甲酸二乙酯、丙二酸二乙酯、无水硫酸钠、溴乙烷、乙醚、无水硫酸铜、尿素、浓盐酸、蒸馏水、活性炭等。

（四）实验步骤

1. 绝对乙醇的制备　在装有球形冷凝管（顶端附氯化钙干燥管）的 250ml 圆底烧瓶中加入无水乙醇 180.0ml，金属钠 2.0g，几粒沸石，加热回流 30 分钟，加入邻苯二甲酸二乙酯 6.0ml，再回流 10 分钟。将回流装置改为蒸馏装置，弃去前馏分。先接收少量馏分用无水硫酸铜检验是否含水（检验乙醇是否有水分，常用的方法：取一支干燥试管，加入制得的绝对乙醇 1.0ml，随即加入少量无水硫酸铜粉末。如乙醇中含水分，则无水硫酸铜变为蓝色硫酸铜），如不含水，用干燥圆底烧瓶作接收器，蒸馏至几乎无液滴馏出为止。量其体积，计算回收率，密封储存。

2. 二乙基丙二酸二乙酯的制备　在装有搅拌装置、滴液漏斗及球形冷凝管（顶端附有氯化钙干燥管）的 250ml 三颈瓶中，加入制备的绝对乙醇 75.0ml，分次加入剪细的钠丝 6.0g，此处不应过慢，免得钠被氧化而影响下一步的操作。待反应缓慢时，开始搅拌，用油浴加热（油浴温度不超过 90℃），金属钠消失后，由滴液漏斗加入丙二酸二乙酯 18.0ml，10～15 分钟加完，回流 15 分钟，冷却至 50℃以下后慢慢滴加溴乙烷 20.0ml，约 15 分钟加完，然后继续回流 2.5 小时。

回流结束后，将回流装置改为蒸馏装置，蒸去乙醇（但不要蒸干），放冷，药渣用 40.0～45.0ml 蒸馏水溶解，转到分液漏斗中，分取酯层，水层以乙醚提取 3 次（每次用乙醚 20.0ml），合并酯与乙醚提取液，再用 20.0ml 蒸馏水洗涤一次，乙醚液倾入 250ml 锥形瓶内，加无水硫酸钠 5.0g，放置。

3. 二乙基丙二酸二乙酯的蒸馏　将上一步制得的二乙基丙二酸二乙酯乙醚液放入蒸馏装置中蒸去乙醚。瓶内剩余液用旋转蒸发装置蒸馏，收集 218～222℃馏分（用预先称量的 50ml 锥形瓶接收），称重，计算收率，密封储存。

4. 巴比妥的制备　在装有搅拌装置、球形冷凝管（顶端附有氯化钙干燥管）及温度计的 250ml 三颈瓶中加入绝对乙醇 50.0ml，分次加入钠丝 2.6g，待反应缓慢时开始搅拌。金属钠完全消失后，加入二乙基丙二酸二乙酯 10.0g，尿素 4.4g，加完后马上升温至 80～82℃。停止搅拌，保温反应 80 分钟（反应正常时，停止搅拌 5～10 分钟后，料液中有小气泡逸出，并逐渐呈微沸状态，有时较激烈）。

保温反应结束后将回流装置改为蒸馏装置，使乙醇完全蒸出。残渣用 80.0ml 水溶解，用 18.0ml 稀盐酸（浓盐酸：蒸馏水=1：1）调 pH 为 3～4，析出结晶，抽滤，得粗品。

5. 精制　将粗品置于 150ml 锥形瓶中，加入 35.0ml 蒸馏水，加热溶解，加入活性炭少许脱色，持续煮沸 15 分钟，趁热抽滤，滤液冷至室温，析出白色结晶，抽滤，水洗，烘干，测熔点，计算收率。

注意事项：

（1）本实验中所用仪器均需彻底干燥。由于无水乙醇有很强的吸水性，故操作及存放时，必须防止水分侵入。

（2）钠暴露于空气中易吸收空气中的水分发生剧烈反应，因此在取金属钠的时候要戴干燥的橡胶手套，在切分钠块的时候要严禁有水分的接触，防止火灾发生。添加金属钠的时候要用镊子添加，未完全使用的钠要放回原瓶，禁止随意丢弃。

（3）加入邻苯二甲酸二乙酯的目的是利用它和氢氧化钠进行如下反应：

避免乙醇和氢氧化钠生成的乙醇钠再和水作用，这样制得的乙醇可达到极高的纯度。

（4）溴乙烷的用量，也要随室温而变。当室温 30℃左右时，应加 28.0ml 溴乙烷，滴加溴乙烷的时间应适当延长，若室温在 30℃以下，可按本实验投料，以避免溴乙烷的挥发及发生副反应。

（5）制备绝对乙醇所用的无水乙醇，水分不能超过 0.5%，否则反应困难。尿素需在 60℃干燥 4 小时。

（6）减压蒸馏时所有接口要涂真空脂或凡士林来密封，且所有的瓶子均为圆底烧瓶，不可用锥形瓶替代。

（五）思考题

1. 制备无水试剂时应注意什么问题？为什么在加热回流和蒸馏时冷凝管的顶端和接收器支管上要装置氯化钙干燥管？

2. 工业上怎样制备无水乙醇（99.5%）？

实验二十二　苯佐卡因的合成

（一）实验目的

1. 能够阐述由对硝基甲苯合成对氨基苯甲酸乙酯的合成路线。

2. 能够说明氧化、酯化和还原反应的原理。

3. 能够熟练使用蒸馏、抽滤、回流、洗涤、干燥、熔点测定等基本操作。

（二）实验原理

苯佐卡因（benzocaine）是对氨基苯甲酸乙酯的通用名称，可作为局部麻醉药物。苯佐卡因化学名为对氨基苯甲酸乙酯，为白色结晶性粉末，味微苦而麻，熔点为 88～90℃，易溶于乙醇，极微溶于水，化学结构式如下。

以对硝基甲苯为原料，可以有多种不同的合成路线制得苯佐卡因，本实验采用如下合成路线。

（三）仪器与试剂

仪器：搅拌装置、三颈圆底烧瓶、圆底烧瓶、滴液漏斗、球形冷凝管、研钵、电炉、回流装置、布氏漏斗、抽滤瓶、石棉网、玻璃棒、烧杯等。

试剂：重铬酸钠、对硝基甲苯、铁粉、浓硫酸、5%硫酸溶液、15%硫酸溶液、5%盐酸溶液、5%氢氧化钠溶液、40%氢氧化钠溶液、5%碳酸钠溶液、碳酸钠饱和溶液、冰醋酸、氯化铵、三氯甲烷、无水乙醇、水、95%乙醇溶液、50%乙醇溶液、稀乙醇、活性炭等。

（四）实验步骤

1. 对硝基苯甲酸的制备（氧化）　在安装有搅拌装置和球形冷凝管的 250ml 三颈圆底烧瓶中，加入 6.0g 研碎的对硝基甲苯、18.0g 重铬酸钠和 22.0ml 水。在滴液漏斗中放 30.0ml 浓硫酸，然后慢慢滴加入烧瓶中，随着浓硫酸的加入，氧化反应开始，反应温度迅速上升，料液颜色逐渐变深。注意要严格控制滴加浓硫酸的速度，严防反应混合物高于沸腾温度（滴加时间为 20～30 分钟）。浓硫酸滴加完成后，稍冷却再将烧瓶放在石棉网上用小火加热，使反应混合物微微沸腾半小时，停止加热。冷却后，慢慢加入 76.0ml 的冷水，搅拌完全。将混合物抽滤，压碎粗产物，用 20.0ml 水分 2 次洗涤。对硝基苯甲酸粗产物呈深黄色固体。将固体放入 100ml 烧杯中暂存。

为了除去粗产物夹杂的铬盐，向烧杯中加入 76.0ml 5%的氢氧化钠溶液，温热（不超过 60℃）使粗产物溶解。冷却后抽滤，在玻璃棒的搅拌下将滤液慢慢倒入盛有 60.0ml 15%硫酸溶液的另一个大烧杯中，浅黄色沉淀立即析出。用试纸检验溶液是否为酸性，呈酸性后抽滤，固体用少量水洗至中性，抽干后放置晾干、称重，必要时再用 50%乙醇溶液重结晶，可得浅黄色小针状晶体。抽滤，洗涤，干燥得本品，计算收率。

2. 对硝基苯甲酸乙酯的制备（酯化）　在干燥的 100ml 圆底烧瓶中加入对硝基苯甲酸 6.0g，无水乙醇 24.0ml，缓慢滴入浓硫酸 2.0ml，振摇使混合均匀，装上附有氯化钙干燥管的球形冷凝管，油浴加热回流 80 分钟，油浴温度控制在 100～120℃；稍冷，将反应液倾入 100.0ml 水中，抽滤；滤渣移至研钵中，研细，加入 5%碳酸钠溶液 10.0ml（由 0.5g 碳酸钠和 10.0ml 水配成），研磨 5 分钟，测 pH（检查反应物是否呈碱性），抽滤，用少量水洗涤，干燥，计算收率。

3. 对氨基苯甲酸乙酯的制备（还原）　在装有搅拌装置及球形冷凝管的 250ml 三颈圆底烧瓶中，加入 35.0ml 水、2.5ml 冰醋酸和已经处理过的铁粉 8.6g，开动搅拌，加热至 95～98℃反应 5 分钟，稍冷，加入对硝基苯甲酸乙酯 6.0g 和 95%乙醇溶液 35.0ml，在激烈搅拌下，回流反应 90 分钟。稍冷，在搅拌下，分次加入温热的碳酸钠饱和溶液（由碳酸钠 3.0g 和水 30.0ml 配成），搅拌片刻，立即抽滤（布氏漏斗需预热），滤液冷却后析出结晶，抽滤，产品用稀乙醇洗涤，得苯佐卡因粗品，计算收率。

4. 精制　将苯佐卡因粗品置于安装有球形冷凝管的 100ml 圆底烧瓶中，加入 10～15 倍 50%乙醇溶液（ml/g），在水浴上加热溶解。稍冷，加适量活性炭脱色，加热回流 20 分钟，趁热抽滤（布氏漏斗、抽滤瓶应预热）。将滤液趁热转移至烧杯中，自然冷却，待结晶完全析出后，抽滤，用少量50%乙醇洗涤2次，压干，干燥，测熔点，计算收率。

注意事项：

（1）氧化反应激烈，应采用搅拌和滴加浓硫酸的方法，若滴加浓硫酸时烧瓶内有较多白色烟雾或者火花出现，则应迅速减慢滴加速度或者暂停滴加，必要时用冷水浴冷却烧瓶。

（2）在对硝基苯甲酸制备最后用5%氢氧化钠处理滤渣时，温度应保持在50℃左右，若温度过低，对硝基苯甲酸钠会析出而被滤去。

（3）酯化反应须在无水条件下进行。无水操作的要点：原料干燥无水；所用仪器、量具干燥无水；反应期间避免水进入反应瓶。

（4）对硝基苯甲酸乙酯及少量未反应的对硝基苯甲酸均溶于乙醇，但均不溶于水。反应完毕，将反应液倾入水中，乙醇的浓度降低，对硝基苯甲酸乙酯及对硝基苯甲酸便会析出。这种分离产物的方法称为稀释法。

（5）还原反应中，因铁粉比重大，沉于瓶底，必须将其搅拌起来，才能使反应顺利进行，故充分激烈搅拌是铁酸还原反应的重要因素。所用的铁粉需活化，活化方法：称取铁粉10.0g置于烧杯中，加入2%盐酸25.0ml，在石棉网上加热至微沸，抽滤，水洗，调pH至5～6，烘干，备用。

（五）思考题

1. 氧化反应完毕，将对硝基苯甲酸从混合物中分离出来的原理是什么？
2. 酯化反应为什么需要无水操作？

Experiment 23　Synthesis of Phenytoin Zinc

1. Purpose

（1）Be able to explain the mechanism of benzilic acid rearrangement.

（2）Be able to use the experiment method of oxidation with dilute nitric acid.

2. Mechanism

Phenytoin zinc is a white powder, mp. 222～227℃（decompose）, slightly soluble in water, hardly soluble in chloroform, ether and ethanol. Phenytoin zinc is antiepileptic, which is used in the treatment of grand mal epilepsy or trifacial neuralgia.

Chemical name：5, 5-diphenylhydantoin zinc, and the chemical structure is below.

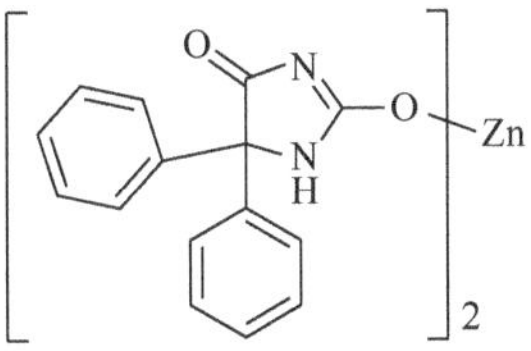

The synthetic route is below.

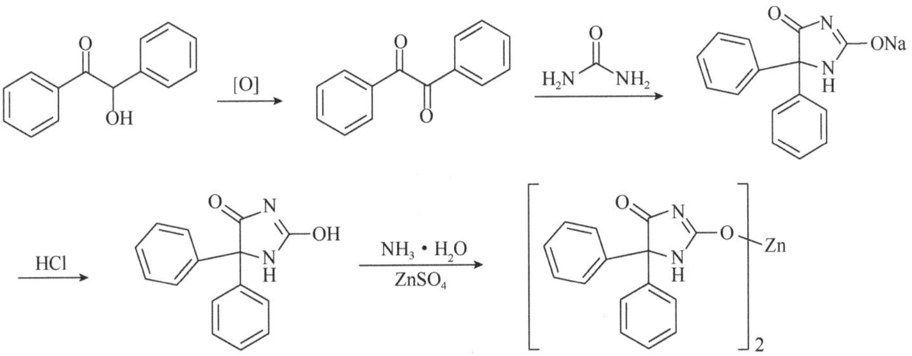

3. Experimental instruments and reagents

Circulating water pump, electric heater, an allihn condenser, a 250ml round-bottle flask, a 100ml round-bottle flask, beaker, a stir bar, a thermometer, filter flask, Büchner funnel.

Benzoin, dilute nitric acid, urea, 20% NaOH, 50% ethanol, 10% hydrochloric acid, ammonia, $ZnSO_4$, active carbon.

4. Experimental method

（1）Preparation of dibenzoyl

In a 250ml round-bottle flask equipped with a stir bar, a thermometer and an allihn condenser, benzoin 12.0g, dilute nitric acid（HNO_3 : H_2O=1 : 0.6）30.0ml and zeolite are added. Stir the solution, heating to $110 \sim 120$℃ for 2 h in an oil bath. After the reaction being accomplished, pour the reaction mixture into 80.0ml of hot water with stirring, and stir until the crystallization is completely separated. Sieve the crystal, ish the crystal with a little water, dry and obtain the crude product.

（2）Preparation of phenytoin

In a 100ml round-bottle flask equipped with stir bar, a thermometer and an allihn condenser, dibenzoyl 2.0g, urea 0.7g, 20% NaOH 6.0ml, 50% ethanol 10.0ml and zeolite are added. Stir the solution and heat to reflux for 1 h. Pour the reaction liquid into 60.0ml of hot water after the reaction accomplished, then add active carbon and boil for 10min. Cool and sieve it. Adjust the filtrate to pH 6 with 10% hydrochloric acid, and place it to separate out the crystal. Ish the crystal with a little water, and obtain the crude phenytoin.

（3）Preparation of phenytoin zinc

Put phenytoin 1.0g in a 50ml beaker, then add ammonia（including 30.0ml NH_4OH and 20.0ml H_2O）, let the phenytoin dissolved, sieve the undissolved substances. Take 0.6g $ZnSO_4$ to dissolve in 6.0ml water and then add to ammonia phenytoin solution. Separate the white crystal, sieve it, ish it with a little water. Dry and get the phenytoin zinc. Then weigh the crystal and calculate the yield.

5. Questions

（1）Try to state the rearrangement mechanism of benzilic acid.

（2）In the preparation of dibenzoyl, is there any other oxidant besides dilute nitric acid as oxidant?

第三章　药物化学综合性实验

实验一　阿司匹林的合成、质量控制和鉴别

（一）实验目的

1. 能够阐述阿司匹林的合成原理。
2. 能够说明阿司匹林的结构、性状和主要理化性质。
3. 能够说明阿司匹林中水杨酸的主要来源及鉴别方法。
4. 能够应用乙酰化反应合成阿司匹林。
5. 能够对合成所得阿司匹林进行纯化操作。
6. 能够应用《中国药典》的方法，对合成所得阿司匹林进行纯度检查。

（二）实验原理

本实验以水杨酸和乙酸酐为原料，在浓硫酸的催化作用下合成阿司匹林（乙酰水杨酸）。

$$\text{水杨酸} + \text{(CH}_3\text{CO)}_2\text{O} \xrightarrow[\triangle]{\text{浓}H_2SO_4} \text{乙酰水杨酸} + CH_3COOH$$

根据《中国药典》中阿司匹林原料药质量控制的方法，采用酸碱滴定法对合成所得阿司匹林进行纯度检查，阿司匹林按干燥品计算不得少于99.5%。阿司匹林结构中具有游离羧基，具有酸性，以标准碱滴定液直接滴定进行纯度检查。

$$\text{COOH-苯-OCOCH}_3 + NaOH \xrightarrow[20℃以下]{\text{中性乙醇}} \text{COONa-苯-OCOCH}_3 + H_2O$$

（三）仪器与试剂

仪器：电子天平、恒温磁力搅拌水浴锅、循环式水泵、圆底烧瓶、量筒、胶头滴管、搅拌子、温度计、球形冷凝管、烧杯、布氏漏斗、抽滤瓶、锥形瓶、碱式滴定管、试管等。

试剂：水杨酸、乙酸酐、浓硫酸、蒸馏水、饱和碳酸钠溶液、浓盐酸、乙酸乙酯、0.1mol/L氢氧化钠滴定液、酚酞指示剂、中性乙醇、$FeCl_3$试液、蒸馏水等。

（四）实验步骤

1. 阿司匹林的合成

（1）在100ml干燥的圆底烧瓶中加入水杨酸10.0g，乙酸酐25.0ml，然后滴加1.5ml浓硫酸，缓慢旋转圆底烧瓶，使水杨酸溶解。放入搅拌子后将圆底烧瓶放在水浴中，安装回流装置，加热至80～90℃恒温反应30分钟，将反应液倒入干燥烧杯中，使其慢慢冷却至室温，然后往反应液中缓慢（用胶头滴管）加入250ml蒸馏水，并剧烈搅拌，冰浴冷却，有大量白色固体析出，抽滤，冰水洗涤，得到阿司匹林粗品1。

（2）将阿司匹林粗品1放在烧杯中，加入饱和碳酸钠溶液125ml，搅拌至没有二氧化碳气体放出为止，抽滤，除去不溶物。另取一个烧杯，放入浓盐酸17.5ml和蒸馏水50.0ml，将滤液分次倒入烧杯中，边倒边搅拌，加完后用pH试纸检测，用浓盐酸调pH为3，阿司匹林从溶液中析出，冰浴冷却，抽滤，冰水洗涤，抽干，干燥，得到阿司匹林粗品2。

（3）将阿司匹林粗品2放入干燥的圆底烧瓶中，水浴80℃加热，加入适量的乙酸乙酯，在水浴上加热直至固体溶解（加热中若有部分乙酸乙酯挥发，则应及时加入乙酸乙酯，直到使样品完全

溶解为止），溶液转移至干燥烧杯中，冰浴冷却析晶，抽滤，得到阿司匹林，干燥，测定熔点，计算收率。

2. 阿司匹林原料药的质量控制　精密称取干燥的上一步制备得到的阿司匹林 0.4g，置于锥形瓶中，加 20.0ml 中性乙醇溶解后，加酚酞指示剂 3 滴，用 0.1mol/L 氢氧化钠滴定液滴定。

终点控制：采用碱滴定酸，在酸中加入酚酞指示剂，当最后一滴氢氧化钠滴入，溶液变成稳定的红色且半分钟内不变色，即为滴定终点。

0.1mol/L 氢氧化钠滴定液的滴定度为

$$T=1/1 \times 0.1 \times 180.2 = 18.08$$

即每 1.0ml 0.1mol/L 氢氧化钠滴定液相当于 18.02g 的阿司匹林。

$$阿司匹林的百分含量 = (V \times T \times F \times 10^{-3})/W_{样} \times 100\%$$

式中，V 为消耗氢氧化钠滴定液的体积，ml；T 为滴定度，mg/ml；F 为校正系数（F=滴定液试剂浓度/滴定液标准浓度）；W 为样品取样量，g。

3. 鉴别试验

（1）取两支试管，一支试管中加入少量的水杨酸，另一支试管中加入自己制备得到的阿司匹林产品，分别加入 1.0ml 中性乙醇，使两支试管中的样品溶解，然后分别向两支试管中滴加几滴 $FeCl_3$ 试液，观察两支试管的颜色变化。

（2）取少量的阿司匹林产品，加水煮沸，放冷，滴加 $FeCl_3$ 试液，应立即显紫堇色。

（3）取 0.5g 阿司匹林产品，加饱和碳酸钠溶液 10.0ml，加热煮沸 2 分钟，放冷，加过量稀硫酸，即出现白色沉淀，并有乙酸的气味。

（五）思考题

1. 在阿司匹林合成实验中，将阿司匹林粗品中加入饱和碳酸钠溶液的目的是什么？写出相关的反应方程式。

2. 阿司匹林原料药的含量测定，除了用酸碱滴定法以外，还可以用哪些方法？

3. 如何来鉴别阿司匹林中是否含有水杨酸？原理是什么？

实验二　苯佐卡因的合成及稳定性实验

（一）实验目的

1. 能够阐述合成苯佐卡因的原理。
2. 能够通过应用氧化反应、还原反应、酯化反应等合成苯佐卡因。
3. 能够分离合成的苯佐卡因。
4. 能够利用薄层色谱层析对合成的苯佐卡因进行纯度检查，并检查合成产物中的杂质。
5. 本实验学时为 64 学时。

（二）研究背景

苯佐卡因属于亲脂性的局部麻醉药，易与黏膜或皮肤脂层结合，有止痛止痒作用，临床上主要用于创面、溃疡面、烧伤、黏膜表面及痔疮的麻醉、镇痛、止痒。同时，苯佐卡因也是重要的合成中间体，可用于合成普鲁卡因等药物。

苯佐卡因（benzocaine）为对氨基苯甲酸乙酯，分子式为 $C_9H_{11}NO_2$，分子量为 165.19，熔点为 91~92℃，性状为白色结晶性粉末，遇光色渐变黄，易溶于乙醇、三氯甲烷、乙醚，在水中极微溶解。苯佐卡因的化学结构式如下。

对于给定结构的化合物,要根据目标化合物的结构检索化合物及其衍生物的合成方法、作用原理等方面的信息。本实验目标化合物苯佐卡因的结构已知,可以直接通过 CAS Scifinder 数据库、Tomson Reuters integrity 数据库或者 Reaxys 数据库检索该化合物的合成路线,并从 Elsevier、Springer、Wiley、CAS、CNKI 等数据库资源下载原始文献,同时参考同类药物的合成方法,从中筛选出适合实验室条件的合成路线。

(三)仪器与试剂

仪器:磁力搅拌器、三颈圆底烧瓶、温度计、滴液漏斗、布氏漏斗、抽滤瓶、水浴加热锅、量筒、烧杯、滴管、漏斗、烘箱。

试剂:根据各组所选择路线确定相应试剂。

(四)实验步骤

1. 对文献给出的合成方法进行整理,介绍以下三种苯佐卡因的合成方法。

(1)路线一:以对硝基甲苯作为原料,首先通过重铬酸钠(Na$_2$Cr$_2$O$_7$)氧化为对硝基苯甲酸,之后在浓硫酸催化下与乙醇酯化合成对硝基苯甲酸乙酯,最后被铁粉还原为对氨基苯甲酸乙酯。合成路线如下。

(2)路线二:以对硝基甲苯作为原料,首先通过高锰酸钾氧化为对硝基苯甲酸,之后在浓硫酸催化下与乙醇酯化合成对硝基苯甲酸乙酯,最后被铁粉还原为对氨基苯甲酸乙酯。合成路线如下。

(3)路线三:以对氨基甲苯作为原料,首先被乙酸酐酰化为对甲基乙酰苯胺,之后通过高锰酸钾氧化合成对乙酰氨基苯甲酸,再用盐酸水解为对氨基苯甲酸,最后在浓硫酸催化下与乙醇酯化合成对氨基苯甲酸乙酯。合成路线如下。

同学们可以对苯佐卡因的几条合成路线进行讨论,然后从中选择一条进行实践。

2. 苯佐卡因的稳定性实验:苯佐卡因结构中有酯键,溶液不稳定,易被水解,且在一定温度下,水解速度随氢氧根离子浓度的升高而加快。

3. 学生以 3~4 人组成一组，根据以上内容和进一步查阅文献，确定一条合理可行的合成路线，在 64 学时内完成实验内容，提交最终化合物样品 20.0mg 进行质谱、核磁共振（NMR）检测，并根据谱图验证实验结果，完成实验报告。

4. 提交实验报告，制作 PPT 并进行汇报，指导教师和其他同学提问，汇报结束后，指导教师点评和总结。

（五）思考题

1. 试述酯化反应的原理，并说出常用的成酯反应有哪些？
2. 如何以对硝基苯甲酸为原料，合成普鲁卡因？
3. 苯佐卡因的稳定性受哪些因素影响？
4. 薄层色谱法的用途有哪些？

实验三 卡托普利的设计和合成

（一）实验目的

1. 学生根据卡托普利的结构，通过查阅文献，自主设计一条合理的合成路线，并在实验室中完成卡托普利的合成工作。
2. 通过对已知结构的化合物合成路线的选择与设计，培养学生独立分析问题、解决问题的能力。
3. 通过该药物的设计与合成全过程，初步体会科研的内涵与魅力，激发学生的科研兴趣。
4. 本实验学时为 64 学时。

（二）研究背景

卡托普利（captopril）是血管紧张素转化酶抑制剂（angiotensin converting enzyme inhibitor，ACEI）的代表药物，临床上用于高血压、心力衰竭与心肌梗死后的心功能不全等的治疗。作为第一个可以口服的 ACEI，由于其新的作用机制和革命性的开发过程，卡托普利被认为是药物治疗史上的一个突破。

卡托普利的化学名为（2*S*）-1-[（2*S*）-2-甲基-3-巯基丙酰基]-吡咯烷-2-甲酸 {（2*S*）-1-[（2*S*）-2-methyl-3-sulfanylpropanoyl]pyrrolidine-2-carboxylic acid}，分子式为 $C_9H_{15}NO_3S$，分子量为 217.29，有两种晶型，一种为不稳定型，熔点为 87~88℃；另一种为稳定型，熔点为 105.2~105.9℃。

对于给定结构的化合物，要根据目标化合物的结构检索化合物及其衍生物的合成方法、作用原理等方面的信息。本实验目标化合物卡托普利的结构已知，可以直接通过 CAS Scifinder 数据库、Thomson Reuters integrity 数据库或者 Reaxys 数据库检索该化合物的合成路线，并从 Elsevier、Springer、Wiley、CAS、CNKI 等数据库资源下载原始文献，同时参考同类药物的合成方法，从中筛选出适合实验室条件的合成路线。

卡托普利结构可以看成是脯氨酸的衍生物，结构中的两个手性碳原子均为 *S* 构型。卡托普利的合成方法有不少研究报道，根据构建酰胺碳-氮键与实现 2*S* 构型要求的先后顺序不同，卡托普利的合成方法可分为两类：一是先形成酰胺碳-氮键，后完成 2*S* 与 2*R* 构型化合物的分离；二是先制备 2*S* 构型的侧链，再形成酰胺碳-氮键。

（三）仪器与试剂

仪器：旋转蒸发仪、磁力搅拌器、低温浴、三口瓶、温度计、连接头、空气冷凝管、直形冷凝管、尾接管、磁力搅拌子、乳胶管、玻璃塞、玻璃管、烧杯、量筒。

试剂：根据各组所选择路线确定相应试剂。

（四）实验步骤

1. 对文献给出的合成方法进行整理，将卡托普利的主要合成方法归纳如下。

（1）路线一：先形成酰胺碳-氮键，再进行 2S 与 2R 构型化合物的分离。

路线一以 2-甲基丙烯酸为原料，与硫代乙酸加成，得到 2-甲基-3-乙酰巯基丙酸的外消旋混合物，再经二氯亚砜氯化反应转化为酰氯，后与 L-脯氨酸反应生成 1-（3-乙酰基硫代-2-甲基-1-氧代-丙基）-L-脯氨酸的混旋物。两种异构体与二环己基胺反应，所成的盐因在硫酸氢钾溶液中的溶解度不同而得以分离，最后通过碱水解除去保护基得到 S,S-卡托普利。

（2）路线二：先制备 2S 构型的侧链，再形成酰胺碳-氮键。

路线二以 2-甲基-3-溴丙酸的 2R、2S 混旋体为原料，与硫氰酸钾反应，得到 2-甲基-3-氰硫代丙酸，该化合物与（S）-甲基苄基胺成盐拆分，得 2（S）-甲基-3-氰硫代丙酸。2（S）-甲基-3-氰硫代丙酸与 L-脯氨酸在氯甲酸异丙酯的作用下，形成酰胺键得（2S）-1-（3-氰硫代-2-甲基-1-氧代-丙基）-L-脯氨酸，再经过 Pd/C 催化氢化制备卡托普利。

（3）路线三：先通过酶水解获得(2S)-3-乙酰基硫代-2-甲基丙酸，再通过氯化、缩合、水解等步骤合成卡托普利。

路线三以 3-乙酰基硫代-2-甲基丙酸甲酯的外消旋混合物为底物，使用特定的假单胞菌或 3，4-二氢香豆素水解酶专一性的催化水解，获得（2S）-3-乙酰基硫代-2-甲基丙酸，以其为原料进行卡托普利的合成。

在上述路线中，第一条路线是我国最早用于卡托普利工业化生产的方法，具有原料廉价易得、反应收率较高、2S 和 2R 差向异构体成盐易分离等优点。路线二具有原料廉价、操作简便、收率较高等优点，也是工业化生产的可行途径之一，但 Pd/C 催化氢化对实验室硬件条件要求较高。路线三具有立体选择性强、反应条件温和、化学收率较高、产物光学纯度好、对环境的污染较小等优点，尤其是由于（2R）-3-乙酰基硫代-2-甲基丙酸甲酯可以进行消旋化，继续循环利用，具有较好的经济性，是一个具有良好应用前景的卡托普利制备途径。但该路线所用到的假单胞菌或 3，4-二氢香豆素水解酶不好购买及保存。比较而言，路线一在实验室条件下较容易实现。

2. 学生以 3~4 人组成一组，根据以上内容和进一步查阅文献，确定一条合理可行的合成路线，在 64 学时内完成实验内容，提交最终化合物样品 20.0mg 进行质谱、NMR 检测，并根据谱图验证实验结果，完成实验报告。

3. 提交实验报告，制作 PPT 并进行汇报，指导教师和其他同学给予提问，汇报结束后，指导教师点评和总结。

（五）思考题

1. 化合物设计的理论基础是什么？
2. 在所选定路线合成过程中，会发生什么副反应？生成哪些副产物？

实验四　对乙酰氨基酚的结构优化计算

（一）实验目的

1. 能够学会使用 Gaussian、GaussView 和 Ultraedit 等软件。
2. 能够阐述对乙酰氨基酚分子的三维空间结构。
3. 能够使用计算软件完成对乙酰氨基酚的结构计算，并正确解读计算结果，采集有用的数据。

（二）研究背景

对乙酰氨基酚（扑热息痛）为一种非甾体抗炎药，主治感冒发热。该药品是由非那西丁在体内代谢产生，其抑制中枢神经系统前列腺素合成的作用与阿司匹林相似，但抑制外周前列腺素合成作用弱，故解热镇痛作用强，抗风湿作用弱，对血小板凝血机制无影响。口服吸收迅速、完全，在体液内分布均匀，大部分在肝脏代谢，中间代谢产物对肝脏有毒，以葡萄糖醛酸结合物的形式或从肾脏排泄，半衰期一般为 1~4 小时。

对乙酰氨基酚（paracetamol），分子式为 $C_8H_9NO_2$，分子量为 151.16，熔点为 168~172℃，通常为白色结晶性粉末。由对硝基酚钠经还原成对氨基酚，再酰化制得。值得注意的是体检前服用对乙酰氨基酚有可能导致转氨酶升高。

（三）计算方法

先在安装好 Gaussian 16、GaussView 6.0、Ultraedit 等软件。

1. 用 Gauss View 6.0 画出分子的初始立体结构。
2. 在 Gauss View 6.0 中，将该结构存储为 gif 格式文件，作为计算的输入文件。
3. 用文档编辑器 Ultraedit 打开该输入文件，根据需要修改文件的开头部分。
4. 用 Gaussian 16 打开输入文件，开始计算。

5. 打开 GaussView 6.0 观看结果：键角、键长、红外光谱、震动、电荷（用 GaussView 6.0 打开输出文件）。

（四）对乙酰氨基酚的计算结果

1. 优化获得的分子几何结构并列出：①原子编号；②分子基本参数。

2. 模拟原子电荷分布情况。

3. 模拟红外振动光谱。

（五）思考题

1. 如何提高结构计算的精度？
2. 你对本实验有何收获和感想？

实验五　基于 AutoDock Vina 的分子对接实验

（一）实验目的

1. 能够阐述分子对接的基本原理及分子对接技术在药物分子设计中的应用。
2. 能够应用 AutoDock Vina 软件计算大分子受体与小分子配体的结合模式。

（二）实验原理

　　分子对接是通过研究小分子配体与生物大分子受体的相互作用，预测其结合模式和亲和力进而实现基于结构的药物分子设计（structure-based drug design，SBDD）的一种重要方法。根据配体与受体作用的"锁匙原理"，分子对接可以有效地确定与靶受体活性部位空间和电性特征互补匹配的小分子化合物。目前，分子对接技术已广泛应用于 SBDD 中数据库搜寻及虚拟组合库的设计和筛选研究中。此外，分子对接方法还进一步为探讨蛋白质与药物分子间的相互作用提供有效的研究手段。

　　根据对接过程中是否考虑研究体系的构象变化，可将分子对接方法分为以下三类。

　　（1）刚性对接：指在对接过程中，研究体系的构象不发生变化。

　　（2）半柔性对接：指在对接过程中，研究体系尤其是配体的构象允许在一定的范围内变化。适合处理大分子和小分子间的对接，对接过程中，小分子的构象一般是可以变化的，但大分子是刚性的。

　　（3）柔性对接：指在对接过程中，研究体系的构象基本上是可以自由变化的。一般用于精确考虑分子间的识别情况。由于计算过程中体系的构象可以变化，所以计算耗费最大。

　　目前应用较为广泛的分子对接软件包括：Dock、AutoDock Vina、FlexX、Gold、Glide、ICM、Surflex、LigandFit 等。其中，AutoDock Vina 因其预测精度高，对学术用户免费而被广泛应用。本实验将采用 AutoDock Vina 进行分子对接实验。

　　AutoDock Vina 是由 Scripps Research Institute 开发的一款用于预测生物大分子与其配体之间相互作用的分子对接软件（http：//autodock.scripps.edu），主要用于小分子与其受体的对接，但也可用于小肽及其受体的对接。

（三）实验步骤

　　1. 用于对接计算的受体与配体的文件准备（采用 MGLTools1.5.6）。本实验所用配体-蛋白质复合物晶体结构可从 RCSB Protein Data Bank（http：//www.rcsb.org/）下载。PDB 代码：1RT1.

　　（1）小分子配体文件的准备：打开 pdb 格式的配体，观察可扭转的化学键个数，并导出为 pdbqt 格式文件。

　　具体操作过程：Ligand→Input→open Ligand→Torsion Tree→
　　　　　　　　　　Choose Torsions→Done Ligand→Output→Save as lig.pdbqt

（2）大分子受体文件的准备：打开 pdb 格式的受体，删除水分子；加极性氢，再保存为 pdb 格式文件。

具体操作过程：File→Read molecule

Select→Select From String | Residue：HOH*→Add

Edit→Delete→Delete AtomSet→Continue

Edit→Hydrogens→Add→OK File→Save→Write macro.pdb

（3）选择受体并保存为 pdbqt 格式，再选定配体，以配体为中心画盒子，导出为 gpf 格式的文件。

具体操作过程：Grid→Macromolecule→choose→receptor

→save as *.pdbqt Grid→Set map types→ choose→ligand Grid

→Grid box→center on ligand（调节大小为 60×60×60）File

→close saving current Grid→Output→save macro.gpf

（4）设置构象搜索方法等对接参数并输出.dpf 格式文件。

具体操作过程：Docking→Macromolecule→set rigid filename

Docking→Ligand→choose Docking → Search parameter

→ genetic algorithm

→（Number of GA Runs 50；Population Size 150）accept Docking

→Docking parameters→accept Docking

→Output→Lamarckian GA4.2→lig.dpf

2. 分子对接计算（采用 AutoGrid4 和 AutoDock4） 将相关文件在终端中打开，分别输入命令 autogrid4 -p macro.gpf -l macro.glg 和 autodock4 –p lig.dpf -l lig.dlg。

3. 对接结果分析对 AutoDock 的结果评价，用 MGLTools1.5.6 打开 lig.dlg 文件。

（1）能量分析，将 50 个构象按能量排序查看结果并进行相关记录，存储最优构象（即结合能最小的构象，pdb 格式文件）。

具体操作过程：Analyze→Docking→Open→打开.dlg 文件

Analyze→Conformations→Play，ranked by energy

→倒数第二个键→ Show info File→Save→Write pdb

→输入保存文件名→Sort Nodes 前打勾→保存

（2）聚类分析选择最大簇中能量最低者为结合构象。

（3）比较配体结合构象与 X-ray 实测构象的相似性，评价对接结果。

（四）数据处理

（五）思考题

1. 采用 AutoDock 进行对接计算需注意什么问题？
2. 如何评价对接结果的准确性？
3. AutoDock 计算的结合能的含义是什么？有什么用处？

Experiment 6　Design and Evaluation of Prodrugs

1. Purpose

（1）To cultivate students' analytical and experimental skills.

（2）To train students to design a prodrug independently as well as a reasonable and achievable synthetic route.

2. Mechanism

According to the knowledge of learning in class, design a prodrug and find a reasonable and economically feasible synthetic route for the prodrug.

3. Experimental instruments

Magnetic stirrer, low-temperature bath, rotary evaporator, high performance liquid chromatograph (HPLC), conventional glassware.

4. Experimental method

（1）Design a prodrug based on the theoretical knowledge of pharmaceutical chemistry.

（2）Using the original literatures from the databases such as CAS SciFinder and CNKI, students design the synthetic routes of the target compound.

（3）Submit the feasibility laboratory reports, discuss rationality and feasibility synthetic routes of the target compound with the instructor and determine a reasonable synthetic route.

（4）Each group consists of 4 to 5 students. Each group should submit a manifest which includes chemical materials, reagents and equipment. The experiment should be finished with the required time （64 classes hour）.

（5）At the end of the experiment, the experimental report should be finished on the basis of spectroscopic methods including analysis of NMR and mass spectroscropic data. The results should be analyzed and summarized.

（6）The sample of target compound will be tested for its biological activity.

（7）Each student submits experimental report which includes both hardcopy and electronic versions. Each student should report in the form of PPT, and the tutors will give questions and comments, summarize the experiment, and give scores.

5. Questions

（1）What is prodrug? Try to describe the classical principles of prodrug design?

（2）What is the principle and purpose of your prodrug design?

Experiment 7 Design, Synthesis and Cytotoxic Activity Evaluation of Novel Purine Derivatives

1. Purpose

（1）To design drugs by using the principle of metabolic antagonism.

（2）To cultivate students' analytical and experimental skills.

（3）To cultivate students' the team spirit and innovative capability in the experiment.

2. Mechanism

Based on the principle of metabolic antagonism, the design and biological activity evaluation of purine derivatives are completed by using bioisosterism and the knowledge of purine antitumor drugs.

3. Experimental instruments

Magnetic stirrer, low-temperature bath, rotary evaporator, high performance liquid chromatograph （HPLC）, conventional glassware.

4. Experimental method

（1）Summarize the principle of metabolic antagonism, the knowledge of purine derivatives and bioisosterism.

（2）Using the original literatures from the databases such as CAS SciFinder and CNKI, students design the synthetic routes of the target compound of purine derivatives.

（3）Submit the feasibility laboratory report, discuss the rationality and feasibility synthetic routes of the target compound with the instructor and determine a reasonable synthetic route.

（4）Each group consists of 4 to 5 students. Each group should submit a manifest which includes chemical materials, reagents and equipment. The experiment should be finished with the required time （64 class hours）.

（5）At the end of the experiment, the experimental report should be finished on the basis of spectroscopic methods including analysis of NMR and mass spectroscropic data. The results should be analyzed and summarized.

（6）The sample of target compound will be tested for its cytotoxic activity.

（7）Each student submits experimental report which includes both hardcopy and electronic versions. Each student should report in the form of PPT, and the tutors will give questions and comments, summarize the experiment, and give scores.

5. Questions

（1）What are the principles of metabolic antagonism and bioisosterism?

（2）What difficulties did you encounter in the experiment and how to solve them?

第四章　附　录

附录一　常见元素的原子量表

元素	符号	原子量	元素	符号	原子量	元素	符号	原子量
铀	U	238.03	钼	Mo	95.94	钾	K	39.10
钍	Th	232.04	锆	Zr	91.22	氯	Cl	35.45
铋	Bi	208.98	锶	Sr	87.62	硫	S	32.06
铅	Pb	207.20	溴	Br	79.90	磷	P	30.97
汞	Hg	200.59	硒	Se	78.96	硅	Si	28.09
金	Au	196.97	砷	As	74.92	铝	Al	26.98
铂	Pt	195.09	锗	Ge	72.59	镁	Mg	24.31
钨	W	183.85	锌	Zn	65.37	钠	Na	22.99
铈	Ce	140.12	铜	Cu	63.55	氟	F	19.00
钡	Ba	137.34	钴	Co	58.93	氧	O	16.00
碲	Te	127.60	镍	Ni	58.71	氮	N	14.01
碘	I	126.90	铁	Fe	55.85	碳	C	12.01
锑	Sb	121.75	锰	Mn	54.94	硼	B	10.81
锡	Sn	118.69	铬	Cr	52.00	铍	Be	9.01
镉	Cd	112.41	钒	V	50.94	锂	Li	6.94
银	Ag	107.87	钛	Ti	47.90	氢	H	1.01
钯	Pd	106.42	钙	Ca	40.08			

附录二　水的蒸气压和密度（0～35℃）

温度（℃）	密度（g/cm³）	蒸气压（mmHg）	温度（℃）	密度（g/cm³）	蒸气压（mmHg）
0	0.99987	4.58	12	0.99952	10.48
1	0.99993	4.92	13	0.99940	11.19
2	0.99997	5.29	14	0.99927	11.94
3	0.99999	5.68	15	0.99913	12.73
4	1.00000	6.09	16	0.99997	13.56
5	0.99999	6.53	17	0.99980	14.45
6	0.99997	7.00	18	0.99862	15.38
7	0.99993	7.49	19	0.99843	16.37
8	0.99988	8.02	20	0.99823	17.41
9	0.99981	8.58	21	0.99802	18.50
10	0.99973	9.18	22	0.99780	19.66
11	0.99963	9.81	23	0.99757	29.88

续表

温度（℃）	密度（g/cm³）	蒸气压（mmHg）	温度（℃）	密度（g/cm³）	蒸气压（mmHg）
24	0.99733	22.18	30	0.99568	31.55
25	0.99708	23.54	31	0.99537	33.42
26	0.99682	24.99	32	0.99505	35.37
27	0.99655	26.50	33	0.99473	37.43
28	0.99627	28.10	34	0.99440	39.59
29	0.99597	29.78	35	0.99406	41.85

附录三 常用的冰盐浴冷却剂

盐	每100g碎冰用盐（g）	最低冷却温度（℃）
$NaNO_3$	50	−18.5
NaCl	33	−21.2
NaCl（混合物）	40	−26
NH_4Cl（混合物）	20	
NH_4Cl（混合物）	13	−30.7
$NaNO_3$（混合物）	37.5	
K_2CO_3	33	−46
$CaCl_2 \cdot 6H_2O$	143	−35
NH_4Cl	25	−15
$CaCl_2$	150	−49

注：配制冷却剂可用碎冰或雪，盐要预先冷却到0℃

附录四 其他冷却剂和最低冷却温度

冷却剂	最低冷却温度（℃）	冷却剂	最低冷却温度（℃）
冰	0	丙酮/CO_2	−78
冰（100）/EtOH（100）	−30	四氧化碳/N_2	−23
乙二醇/CO_2	−15	乙醇/N_2	−41
四氧化碳/CO_2	−23	氯仿/N_2	−63
氯仿/CO_2	−63	甲醇/N_2	−98
乙醇/CO_2	−72	n-戊烷/N_2	−131
乙醚/CO_2	−77	N_2	−180

注：括号中数字表示重量比

附录五 常用的盐浴

盐	溶于100g水中的量（g）	溶液的沸点（℃）
NaCl	40.7	108～109
NH_4Cl	87.1	114.8～115
K_2CO_3	202.5	133.5
$CaCl_2$	305	178

附录六 常用干燥剂的分类及使用方法

分类	干燥剂	适用的物质和条件	不适用的物质和条件	干燥原理	特点	使用方法	备注
金属、金属氢化物	Mg	醇类				无水甲醇的制备：甲醇和 Mg 一起加热回流，然后蒸馏出甲醇。	不要蒸馏到干涸
	Na	烷烃、芳烃、醚类	用于卤代烃时，有爆炸的危险，不适用于醇、酯、酸、醛、酮、胺类的干燥	→NaOH+H_2	干燥能力强，但在表面易覆盖 NaOH，效果下降，脱水能力小	切成薄片或压成丝状，放入待干燥液体中。对四氢呋喃和乙醚也可加入二苯甲酮和 Na 回流再进行蒸馏	和水反应生成 H_2，与大量水接触会燃烧，保存和处理时要注意。蒸馏时不要蒸干。用过的 Na 用乙醇分解破坏
	CaH_2	烃类、卤代烃、t-丁醇、三级胺、醚类、二氧六环、THF、DMSO、吡啶等	醛、酮、羧酸	→Ca（OH）$_2$+H_2	脱水容量大，处理方便、适用范围广	加入 CaH_2，在 Ar 或 N_2 气流中蒸馏，或将粒状的 CaH_2 加到液体中进行干燥	和水反应生成 H_2，保存和处理时要注意
	$LiAlH_4$	醚类、乙醚、THF 等	易和酸、胺、硫醇、乙炔等含活泼氢的化合物及酮、酯、酰氯、酰胺、腈、硝基化合物、环氧化物、二硫化物、烯丙醇反应，高沸点化合物	→LiOH+Al（OH）$_3$+H_2	同时能分解待干燥化合物中的醇、糖基化合物、过氧化物	加 $LiAlH_4$，在 Ar 或 N_2 气流中蒸馏	$LiAlH_4$在125℃时分解，蒸馏时不要蒸干，过量的 $LiAlH_4$ 用氯化铵水溶液或乙酸乙酯分解。保存时不要与水和 CO_2 接触
中性干燥剂	Na_2SO_4 $MgSO_4$ $CaSO_4$	几乎全部溶剂	Na_2SO_4在33℃以上，$MgSO_4$ 在48℃以上释放结晶水，因此不适合在以上温度使用	→Na_2SO_4·$10H_2O$ →$MgSO_4$·$7H_2O$ →$CaSO_4$·$1/2H_2O$	Na_2SO_4脱水容量大，脱水速度慢，$MgSO_4$ 脱水容量大，脱水速度比 Na_2SO_4快，$CaSO_4$ 脱水容量小，但脱水力强，速度快	加入待干燥液体中	$CaSO_4$在235℃加热 2～3 小时后可以再生
	$CuSO_4$	乙醇、苯、乙醚等	能和甲醇反应，所以不能用于甲醇干燥	→$CuSO_4$·$5H_2O$	无水物呈白色，与结晶水合物呈蓝色	加入待干燥液体中	
	$CaCl_2$	烃类、卤代烃、醚类、中性气体等	醇、胺、氨基酸、酰胺、酮、酯、酸等	→$CaCl_2$·$6H_2O$	吸水速度慢，30℃以下生成六水合物，脱水容量大，有潮解性	加入待干燥液体中。加入干燥器、干燥管使用	

续表

分类	干燥剂	适用的物质和条件	不适用的物质和条件	干燥原理	特点	使用方法	备注
中性干燥剂	活性氧化铝	烃、醚类、氯仿、苯、吡啶等		吸附	同时能除去醚类中的过氧化物，处理方便，吸收力大	做成填充柱，让溶剂通过	175℃以上加热6~8小时可以再生。加热到800℃以上变成活性氧化铝
	硅胶（蓝色）	几乎全部固体和气体		→$SiO_2 \cdot xH_2O$	处理方便、脱水力极强，无水时显蓝色，吸水后显粉红色	加入干燥器、干燥管中使用	150℃以上加热2~3小时可以再生
	分子筛	卤代烃、醚类、THF、二噁烷、丙酮、吡啶、DMF、DMSO、HMPA等，适用范围 pH 5~11	对强酸、碱性物质不稳定	结晶空隙吸水	随干燥时间延长、脱水力显著提高，高温时，吸附力也不降低	加入待干燥溶剂瓶中，结晶的孔径不同种类，根据溶剂进行选择使用	350℃加热3小时再生
碱性干燥剂	KOH NaOH	胺类等碱性物质、中性或碱性气体	酸、醛、酮、醇、酯等		脱水速度、脱水力大，易潮解	加到液体、干燥皿、干燥管中	
	Na_2CO_3 K_2CO_3	胺类等碱性物质，醇、酮、酯、腈	酸	→$K_2CO_3 \cdot 2H_2O$		加到液体中，适合预干燥	可加热熔化、活化
	CaO	胺类等碱性物质，醇等	酸	→$Ca(OH)_2$	脱水速度小，便宜，可大量使用，能吸收 CO_2	加到液体、干燥皿、干燥管中。块状可粉碎使用	细的粉末物中，$Ca(OH)_2$、$CaCO_3$为主，干燥能力低
酸性干燥剂	H_2SO_4	Br_2、中性气体	醇、酚、酮、乙烯等		吸收速度、容量大，吸收后浓度降低后，干燥能力急剧下降	加到干燥皿、气体干燥瓶中	
	P_2O_3	烃、卤烃、酸酐、腈、中性气体	碱性物质、酮、醇、胺、酰胺、卤化氢、丙酮	→偏磷酸等	吸收速度、吸水能力最大。在表面上形成偏磷酸膜时，效率变低，成白色粉末，难处理	加到干燥皿、干燥管中，多用于固体、气体干燥	P_2O_3的后处理，用乙醇分解或自然放置让其吸湿潮解

附录七　常用溶剂的提纯、干燥和储藏

溶剂	沸点（℃）（容许沸距）	初步提纯	进一步的干燥和提纯	储藏
戊烷 己烷 环己烷 其他烷烃	36（2~3） 69（2.5） 80.7（1）	必要时首先用浓硫酸洗涤几次以除去烯烃；然后水洗，用 $CaCl_2$ 干燥，蒸馏，收集潮湿的前馏分之后的正沸物	几乎没有进一步处理的必要；一定要处理时可利用恒沸蒸馏脱水	500ml 以内储藏于带塞的试剂瓶中；大量和长期储藏时应采用螺旋盖的棕色瓶，向其中加入分子筛是没有意义的

续表

溶剂	沸点（℃）（容许沸距）	初步提纯	进一步的干燥和提纯	储藏
苯 甲苯 邻二甲苯 间二甲苯 对二甲苯	80.1（0.5） 110.6（1） 144.5 139 138.1（1）	CaCl₂干燥、分馏、弃去前面5%～10%的潮湿的前馏分	重蒸，分去前面的5%的馏分	500ml以内储藏于带塞的试剂瓶中；大量和长期储藏时应采用螺旋盖的棕色瓶，向其中加入分子筛是没有意义的
二氯甲烷 氯仿 四氯化碳 1，2-二氯甲烷	40（1） 61.2（0.5） 76.8（0.5） 83.5（1）	水洗，CaCl₂干燥、分馏、弃去前面5%的潮湿的前馏分	加入P₂O₃重蒸。在小量和特殊的情况下可通过氧化铝（碱性，一级活性）蒸入反应瓶	500ml以内储藏于带塞的试剂瓶中；大量和长期储藏时应采用螺旋盖的棕色瓶，向其中加入分子筛是没有意义的；长期储藏的氯仿，应放在密闭的瓶中，装满，置于黑暗处
乙醚 二异丙基醚	34.5（1） 68.5（1）	检查是否含有过氧化物。如证实其存在用5%偏亚硫酸氢钠溶液洗涤然后以饱和NaCl溶液洗涤，用CaCl₂干燥，蒸馏（不能用浓硫酸）	小量：通过相当于其重量10%的氧化铝（碱性，一级活性）蒸入反应瓶	装于有螺旋的金属容器中，几乎装满，置于阴凉黑暗处。长期储藏时并加以密封
四氢呋喃 1，2-二甲氧基乙烷（甘醇）	65.5（0.5） 84（1）	加入KOH放置过夜，倾泻，做过氧化物试验。如呈阳性则加入最多0.4%重量的NaBH₄搅拌过夜。加入CaH₂，蒸馏，但不能蒸干	在氩气保护下加入金属钾蒸馏；少的可通过氧化铝（碱性，一级活性）直接进入反应瓶	盛于干燥的塑料瓶中加入碱性的活性氧化铝并用氩气保护；长期储藏时，必须加以密封
二噁烷	101.5（1）	加入KOH放置过夜，倾泻，做过氧化物试验。如呈阳性则加入最多0.4%重量的NaBH₄搅拌过夜。加入CaH₂，蒸馏，但不能蒸干	加入金属钠在氩气保护下蒸馏	盛于干燥的塑料瓶中加入碱性的活性氧化铝并用氩气保护；长期储藏时，必须加以密封，最好冷冻，保存于冰箱中
二硫化碳	46.5（1）	加入少量P₂O₃蒸馏；使用水浴，蒸气加热	加入少量汞振荡再加入P₂O₃蒸馏	不要储藏于实验室内！极易着火
乙酸乙酯 乙酸甲酯	77.1（0.5）	用活性硫酸钙和（或）无水碳酸钾干燥小心地蒸馏	加入最多5%重量的乙酸酐后分馏	加入5Å活性分子筛，密闭保存
其他沸点低于100℃的酯	57（1）		分馏	
乙腈	81.5（0.5）	顺次以MgSO₄和无水K₂CO₃干燥，倾泻；加入CaH₂，蒸馏	通过P₂O₅分馏。小量：通过氧化铝（碱性，一级活性）直接蒸入反应瓶	加入3Å活性分子筛，保存于小瓶中，并注明日期

续表

溶剂	沸点（℃）（容许沸距）	初步提纯	进一步的干燥和提纯	储藏
丙酮	56.2（0.5）	蒸馏，控制 2℃的收集沸程，以无水硫酸钙干燥，倾泻，重蒸	如用于氧化反应，需在回流下加入足够数量的 $KMnO_4$，直到紫色不褪为止。蒸馏，干燥，再分馏。通过 NaI 加合物可以得到很纯的试剂	加入 3Å 活性分子筛
2-丁酮	79.5（0.5）	恒沸蒸馏除去水（沸点 73.5℃），以无水硫酸钙分别干燥馏出的恒沸物和残留部分，倾泻，重蒸		加入 5Å 活性分子筛
甲醇	64.5（0.5）	即使对于工业级产品，简单蒸馏也已足够	经过预干燥后加入 CaH_2 重蒸，直接蒸入反应瓶	储藏于小瓶中，加入 3Å 活性分子筛
乙醇	78.3（0.5）	将95%乙醇与 CaO 一同回流并蒸馏（CaO 的用量至少应达含水量的 1.5 倍）		

附录八　各种类型质子（H）化学位移值

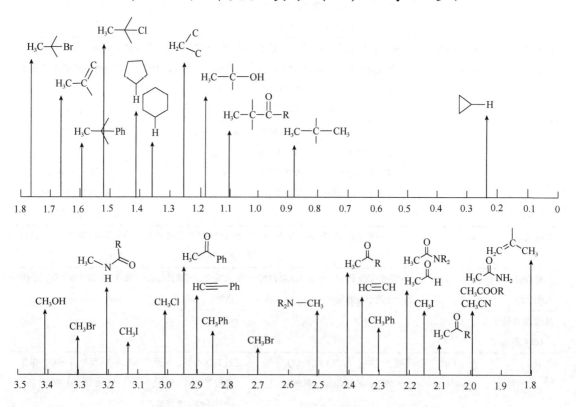

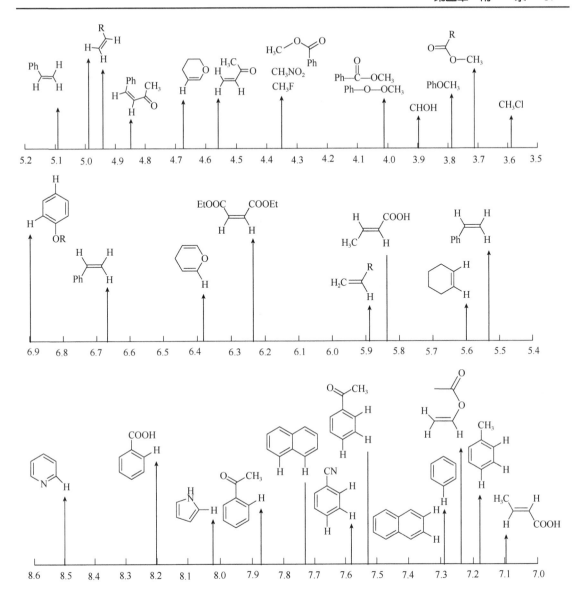

第二部分　学习指导与习题集

第一章　绪　　论

一、本章复习重点

1. 能够阐述药物化学与药物的定义。
2. 能够解释药物化学的研究内容和研究任务。
3. 能够把握化学与生命学科（包括解剖学、生理学、生物学、细胞学、遗传学、免疫学等）在药物化学学科中的内在逻辑联系。

二、测　试　题

（一）单项选择题

1. 药物化学研究的主要对象是（　　　）
A. 天然药物　　　　　　B. 中成药
C. 植物药　　　　　　　D. 基因工程药
E. 化学药物

2. 下列药物中不以受体作为作用靶点的是（　　　）
A. 氯贝胆碱　　　　　　B. 普萘洛尔
C. 奥美拉唑　　　　　　D. 雷尼替丁
E. 吗啡

3. 下列药物中以酶作为作用靶点的是（　　　）
A. 氯贝胆碱　　　　　　B. 普萘洛尔
C. 奥美拉唑　　　　　　D. 雷尼替丁
E. 吗啡

4. 现在已知的药物作用靶点中，占主要的是（　　　）
A. 受体　　　　　　　　B. 酶
C. 核酸　　　　　　　　D. 离子通道
E. 激素和内分泌因子

5. "-卡因"是哪一类药物的通用名词干（　　　）
A. 镇静催眠药
B. H$_2$受体拮抗剂
C. 不可逆质子泵抑制剂
D. 抗菌药
E. 局部麻醉药

6. "-替丁"是哪一类药物的通用名词干（　　　）

A. 镇静催眠药
B. H$_2$受体拮抗剂
C. 不可逆质子泵抑制剂
D. 抗菌药
E. 调血脂药

7. "-cillin"是哪一类药物的通用名词干（　　　）
A. 抗病毒药　　　　　　B. H$_1$受体拮抗剂
C. 青霉素类　　　　　　D. 合成抗菌药
E. 头孢菌素类

8. "-地平"类抗高血压类药物的作用靶点为（　　　）
A. 受体　　　　　　　　B. 酶
C. 钠离子通道　　　　　D. 钙离子通道
E. 钾离子通道

9. 所有文献、资料、教材等使用的药物名称为（　　　）
A. 化学名　　　　　　　B. 俗名
C. 国际非专有名　　　　D. 商品名
E. 缩写名

10. 受到行政和法律保护的药物名称为（　　　）
A. 化学名　　　　　　　B. 俗名
C. 国际非专有名　　　　D. 商品名
E. 缩写名

（二）多项选择题

1. 药物化学的研究任务包括（　　　）
A. 研究药物的化学结构特征、理化性质及稳定性
B. 研究药物进入体内的生物效应、不良反应及药物进入体内的生物转化等
C. 研究药物的构效关系
D. 研究药物分子在生物体中的作用靶点及药物与靶点结合的方式
E. 研究药物的合成方法

2. 下列药物中以酶作为作用靶点的是（　　　）
A. 卡托普利　　　　　　B. 洛伐他汀
C. 阿司匹林　　　　　　D. 奥美拉唑

E. 磺胺甲噁唑
3. 每一种药物通常有三种类型的名称来表达,分别为( )
A. 化学名　　　　　B. 俗名
C. 国际非专有名　　D. 商品名
E. 缩写名
4. 下列关于药物的通用名描述正确的是( )
A. 药物国际非专有名即通用名
B. 一个药物只有一个药品通用名
C. 药物通用名不受专利和行政保护
D. 药物通用名是所有文献、教材及药品说明书中标明有效成分的名称
E. 药物通用名是企业为了保护自己在同品种的地位和优势所选定的名称
5. 反映了药物的内在质量的是( )
A. 药物的疗效　　　　B. 药物的不良反应
C. 药物的纯度　　　　D. 药物的使用剂量
E. 药物的适应证

(三)配伍选择题

[1~3 题共用选项]
A. 化学名　　　　　B. 俗名
C. 通用名　　　　　D. 商品名
E. 缩写名
1. 布洛芬为药物的( )
2. 芬必得为药物的( )

3. α-甲基-4-(2-甲基丙基)苯乙酸为药物的( )

[4~8 题共用选项]
A. cef-　　　　　　B. -sartan
C. -olol　　　　　　D. -oxacin
E. -cimetidine
4. H_2 受体拮抗剂类的药物通用名词干为( )
5. 头孢菌素类的药物通用名词干为( )
6. β 受体拮抗剂类的药物通用名词干为( )
7. ACE-Ⅱ受体拮抗剂类的药物通用名词干为( )
8. 喹诺酮类合成抗菌药的药物通用名词干为( )

三、测试题答案

(一)单项选择题
1~5:E C C A E　6~10:B C D C D
(二)多项选择题
1.ABCDE　2.ABCDE　3.ACD　4.ABCD
5.AB
(三)配伍选择题
1~3:C D A　4~8:E A C B D

第二章 新药研究的基本原理与方法

一、本章复习重点

1. 能够阐述药物的化学结构与生物活性的关系，以及药物活性与化学结构之间的定量关系。
2. 能够阐述先导化合物的来源及其优化途径。
3. 能够与合理药物设计建立联系，解释计算机辅助药物设计的基本原理，把握两者的内在逻辑联系。
4. 能够应用化学药物的构效关系，定量构效关系预测或归纳出与此相联系的理化性质、稳定性、代谢产物。
5. 能够应用先导化合物的优化途径，对提供的药物或化合物进行修饰或改进。

二、测 试 题

（一）单项选择题

1. 药物与受体作用最强的键是（　　）
A. 共价键 B. 离子键
C. 氢键 D. 疏水键
E. 偶极-偶极键
2. 先导化合物是指（　　）
A. 临床上已淘汰的药物
B. 具有一定生物活性，可进行结构改造的化合物
C. 不具有生物活性，但结构新颖的化合物
D. 具有较好的活性的理想药物
E. 所有的有机化合物
3. 下列先导化合物中，通过对药物副作用的研究而发现的是（　　）
A. 青蒿素 B. 异丙嗪
C. 青霉素 D. 奥沙西泮
E. 奥美拉唑
4. 以下不是生物电子等排体的是（　　）
A. —F B. —OH
C. —NH₂ D. —CH₃
E. —CH₂—
5. 不属于二价生物电子等排体的是（　　）
A. —O— B. —S—
C. —NH— D. —t—C₄H₉
E. —CH₂—
6. 药物在完成治疗作用后，按预先规定的代谢途径和可以控制的速率分解、失活并迅速排出体

外，从而避免药物在体内的蓄积毒性，这类药物被称为（　　）
A. 原药 B. 软药
C. 硬药 D. 生物前体药物
E. 载体前药
7. 经化学结构修饰后得到的在体外无活性或活性很低，经体内代谢而转化为活性形式的药物称为（　　）
A. 原药 B. 软药
C. 硬药 D. 前药
E. 药物载体
8. 前药设计的目的不包括（　　）
A. 增加药物的活性
B. 提高药物的生物利用度和生物膜通透性
C. 提高药物的靶向性
D. 延长药物的作用时间
E. 改善药物水溶性、稳定性或理化性质，克服不良气味以适应制剂的需要
9. 新药研究的关键和起始点是（　　）
A. 药物模型的设计
B. 先导化合物的发现
C. 药物活性的筛选
D. 作用靶点的确定
E. 构效关系的研究

（二）多项选择题

1. 药物的化学结构决定并直接影响（　　）
A. 药物分子的理化性质
B. 药物分子在体内的吸收
C. 药物分子在体内的分布
D. 药物分子在体内的代谢
E. 药物分子在体内的排泄
2. 下列描述不正确的是（　　）
A. 脂水分配系数 P 是指药物在有机相和水相中分配达到平衡时的浓度之比
B. P 值越大，则药物的脂溶性越高
C. P 值越大，则药物的活性越好
D. 药物转运扩散至血液或体液，需有一定的亲水性，药物通过脂质的生物膜转运，需要一定亲脂性
E. 一般来说，脂水分配系数应在一个适当的范围，药物才显示最好的药效
3. 一个设计优良的载体前药应符合的标准是

（ ）

A. 前药应无活性或活性低于母体药物
B. 药物与载体一般以共价键连接
C. 药物与载体间的连接在体内一定能断开
D. 前药及在体内释放出来的载体必须是无毒的
E. 为保证在药用部位达到有效浓度及尽量减少前药的直接代谢或逐渐失活，母体药物的释放要足够快
4. 发现先导化合物的途径有（ ）
A. 从天然产物中得到先导化合物
B. 偶然发现
C. 由药物的副作用研究发现先导化合物
D. 通过药物的代谢研究发现先导化合物
E. 利用组合化学和高通量筛选得到先导化合物
5. 前药设计的目的及意义是（ ）
A. 增强药物的活性
B. 提高药物的生物利用度和生物膜通透性
C. 提高药物的靶向性
D. 延长药物的作用时间
E. 改善药物水溶性、稳定性或理化性质，克服不良气味以适应制剂的需要

（三）配伍选择题

[1～5题共用选项]
A. 前药　　　　　　　B. 软药
C. 载体前药　　　　　D. 生物前体药物
E. 硬药
1. 药物含有某种药理活性的结构特征，在形式上不会经历药物代谢或化学转化，这类药物称为
（ ）
2. 药物在完成治疗作用后，按预先规定的代谢途径和可以控制的速率分解、失活并迅速排出体外，从而避免药物在体内的蓄积毒性，这类药物被称为（ ）
3. 经化学结构修饰后得到的在体外无活性或活性很低，经体内代谢而转化为活性形式的药物称为（ ）
4. 活性药物与载体部分连接构成的在体外无活性或活性较小，在体内经酶或非酶的转换释放出活性药物而发挥药效的化合物称为（ ）
5. 通过对有活性的化合物经过结构修饰使其成为体内代谢酶的底物，经过酶的代谢而转化为活性化合物的药物称为（ ）

（四）简答题

1. 什么是先导化合物？先导化合物发现的途径和方法有哪些？
2. 什么是前药？前药设计的目的及意义是什么？

3. 什么是生物电子等排置换？常见的生物电子等排置换体有哪些？

拓展知识

新药研究与开发是药物化学学科的重要和主要内容之一，是一个耗时且投资巨大的过程。新化学药品注册分类如下。
1. 境内外均未上市的创新药
含有新的结构明确的具有生理或药理作用的分子或离子且具有临床价值的原料药及其制剂，包括用拆分或合成方法制得的已知活性成分的光学异构体及其制剂。
2. 境内外均未上市的改良型新药
（1）含有对已知活性成分成酯、成盐或者形成其他非共价键衍生物（如络合物、螯合物或包合物），或者改变其结晶水、结晶溶剂、晶型的原料药及其制剂。
（2）含有已知结构的新剂型和（或）给药途径的制剂。
（3）含有已知活性成分的复方制剂。
（4）含有已知活性成分的新适应证的制剂。
（5）含有已知活性成分的新用法用量和新规格的制剂。
3. 仿制境外上市、境内未上市的药品。
4. 仿制境内上市的药品。
5. 境外上市的药品申请在境内上市。

三、测试题答案

（一）单项选择题

1～5：A B B E D　6～9：B D A B

（二）多项选择题

1. ABCDE　2. ABDE　3. ABCDE　4. ABCDE
5. BCDE

（三）配伍选择题

1～5：E B A C D

（四）简答题

1. 答：先导化合物简称先导物，是为开发新药通过各种方法得到的具有一定生物或药理活性的化合物，但存在某些缺点，如活性不强、毒性大、吸收困难、溶解性差或存在代谢问题等。
先导化合物发现的途径和方法如下。偶然发现，如青霉素；从天然产物中得到先导化合物，如青蒿素；通过对药物副作用的研究（临床观察）发现先导化合物；通过药物代谢的研究发现先导化合物；用活性内源性物质作为先导化合物；合理

的药物设计（MBDD，SBDD，CADD）。

2. 答：前药（prodrug）是指一类体外无活性、在体内经生物代谢转化后成为活性药物的化合物。

前药设计的目的及意义：提高生物利用度和生物膜通透性；提高药物的靶向性；延长药物作用时间；改善药物的水溶性、稳定性、克服不良气味或理化性质以适应剂型的需要。

3. 答：生物电子等排体之间的互换称为生物电子等排置换。

常见的生物电子等排置换体如下。

一价电子等排体：如—F，—Cl，—Br，—I；—NH$_2$，—OH，—SH，—t—C$_4$H$_9$，—i—C$_3$H$_7$

二价电子等排体：如—O—，—S—，—CH$_2$—，—NH—

三价电子等排体：如—N$=$，—P$=$，—CH$=$，—As$=$

环内等排体：如—CH$=$CH—，$=$CH—，—S—，—O—，—CH$_2$—，—NH—

第三章 药物代谢反应

一、本章复习重点

1. 能够阐述对人体作为生物异生物质的化学药物进入体内产生的药效与毒性，同时机体也对药物产生作用，且药物产生药效和毒性与机体对药物的作用密切相关。
2. 能够阐述人体内药物代谢的酶和药物代谢的方式，把握两者内在的逻辑联系。
3. 能够联系药物代谢的方式，对临床化学药物的可能代谢产物进行归纳，做到灵活运用、举一反三、触类旁通。
4. 能够应用药物代谢在药物研究中的作用，进行设计和发现新药及优化药物的药动学性质。

二、测 试 题

（一）单项选择题

1. 下列描述不正确的是（　　　）
A. 对人体而言，绝大多数的药物是一类生物异生物质
B. 当药物进入机体内，药物对机体产生诸多生理作用，包括药效和毒性
C. 药物进入机体后，机体也对药物产生作用，即对药物的处置，包括吸收、分布、代谢和排泄
D. 药物代谢是药物在体内发生的化学变化，也是人体的一种自我保护功能
E. 药物在体内经过代谢，由无效结构活化为有效结构

2. 不属于第Ⅰ相生物转化的是（　　　）
A. 氧化反应
B. 水解反应
C. 还原反应
D. 羟基化反应
E. 硫酸酯化结合反应

3. 第Ⅰ相生物转化在药物分子中引入或暴露的基团不包括（　　　）
A. 羟基
B. 酯键
C. 巯基
D. 氨基
E. 羧基

4. 下列关于药物代谢描述不正确的是（　　　）

A. 第Ⅰ相生物转化包括在酶催化下对药物分子进行的氧化、还原、水解和羟基化反应
B. 第Ⅱ相生物转化又称为结合反应，其中硫酸酯化结合是最普遍的结合反应
C. 药物经第Ⅱ相生物转化，与体内内源性极性小分子结合后生成极性大、易溶于水的结合物排出体外
D. 并不是所有药物均先经第Ⅰ相生物转化后再经第Ⅱ相生物转化后排出体外
E. 药物代谢多使有效药物转变为低效或无效的代谢物，或由无效结构经代谢活化转变为有效结构，也有可能将药物转变成不良反应较高的产物

5. 主要的药物代谢酶是（　　　）
A. 细胞色素 P450 酶
B. 还原酶系
C. 过氧化物酶
D. 单加氧酶
E. 水解酶

6. 细胞色素 P-450 酶系主要催化药物生物转化中的（　　　）
A. 氧化反应
B. 水解反应
C. 还原反应
D. 羟基化反应
E. 结合反应

7. 药物代谢最主要的部位是（　　　）
A. 肺
B. 胃肠道
C. 肝脏
D. 肠黏膜
E. 肾脏

8. 药物代谢的主要途径是（　　　）
A. 氧化反应
B. 水解反应
C. 还原反应
D. 羟基化反应
E. 结合反应

9. 第Ⅱ相生物转化主要发生的是（　　　）
A. 氧化反应
B. 水解反应
C. 还原反应

D. 羟基化反应

E. 结合反应

10. 药物代谢中最普遍的结合反应为（　　）

A. 葡萄糖醛酸的结合

B. 硫酸酯化结合

C. 与氨基酸的结合

D. 谷胱甘肽结合

E. 乙酰化结合

（二）多项选择题

1. 属于第Ⅰ相生物转化的有（　　）

A. 氧化反应

B. 水解反应

C. 还原反应

D. 羟基化反应

E. 硫酸酯化结合反应

2. 第Ⅰ相生物转化在药物分子中引入或暴露的基团包括（　　）

A. 羟基

B. 羧基

C. 巯基

D. 氨基

E. 酯键

3. 第Ⅱ相生物转化包括（　　）

A. 葡萄糖醛酸的结合

B. 硫酸酯化结合

C. 与氨基酸的结合

D. 谷胱甘肽结合

E. 乙酰化结合

4. 能催化药物发生氧化反应的是（　　）

A. 细胞色素 P450 酶

B. 还原酶系

C. 过氧化物酶

D. 单加氧酶

E. 水解酶

5. 药物代谢在药物研究中的作用包括（　　）

A. 寻找和发现先导化合物

B. 利用药物代谢的知识进行先导化合物的结构优化

C. 优化药物的药代动力学性质

D. 解释药物产生作用的过程、作用方式和作用机制

E. 解释药物产生不良反应的原因，为更好地合理用药提供依据

（三）配伍选择题

[1～5 题共用选项]

A. 氧化反应

B. 水解反应

C. 还原反应

D. 硫酸酯化结合反应

E. 葡萄糖醛酸结合反应

1. 药物代谢的主要途径是（　　）

2. 具有酯和酰胺类药物在体内的主要代谢途径是（　　）

3. 含羧基的药物主要的代谢途径是（　　）

4. 药物代谢中最普遍的结合反应是（　　）

5. 酚羟基药物在新生儿和儿童体内的主要代谢途径是（　　）

（四）简答题

1. 解释药物代谢的定义,什么是第Ⅰ相生物转化和第Ⅱ相生物转化?

2. 什么是药物与药物的相互作用?

拓展知识

药物代谢在药学领域已日益成为一个重要的组成部分，通过对药物代谢原理和规律的认识，可以合理地设计新药，指导新药的研究与开发。药动学（pharmacokinetics）是定量研究药物在生物体内吸收、分布、代谢和排泄（ADME）随时间变化过程及规律的学科。新药的开发、药物的评价及临床药物的治疗都离不开药动学。美国一项研究报告指出，药物研发过程中只有 10%的新药候选药物可进入市场，而大约 40%的药物是由于无体内活性或药动学参数不佳而被淘汰。药动学越早介入药品研发中，就能越早地排除药动学参数不理想的候选化合物，从而更好地降低药物研发的成本。另外，药动学新的研究进展也可以为药物创新提供不一样的方法途径。

三、测试题答案

（一）单项选择题

1～5：E E B B A　6～10：A C A E A

（二）多项选择题

1. ABCD　2. ABCD　3. ABCDE　4. ACD

5. ABCDE

（三）配伍选择题

1～5：A B C E D

（四）简答题

1. 答：药物代谢又称为药物的生物转化，是指药物分子被机体吸收后，在酶的作用下将药物（通常为非极性分子）转变为极性分子，使之易于排

出体外的过程。

第Ⅰ相生物转化：是指对药物分子进行的官能团化反应，包括在酶的催化下药物分子进行的氧化、还原、水解和羟基化反应，在药物分子中引入或暴露出极性基团，如—OH、—COOH、—SH、—NH$_2$等。

第Ⅱ相生物转化：又称为结合反应，通常是将药物或药物经第Ⅰ相代谢的产物与体内内源性极性成分（如葡萄糖醛酸、硫酸、甘氨酸或谷胱甘肽等）经共价键结合，生成极性大、易溶于水和易排出体外的结合物。

2. 答：在体内不少药物由同一个酶代谢（如CYP3A4）。当两个药物由同一个酶代谢时，若这两个药物同时使用，则其中一个药物会降低该酶对另一个药物的代谢，使另一个药物在体内浓度增加，可能会增加其药效和毒性。这就是药物与药物的相互作用。

第四章　中枢神经系统药物

一、本章复习重点

1. 能够阐述镇静催眠药、抗癫痫药物、抗精神病药、抗抑郁药、镇痛药、中枢兴奋药的结构类型和作用机制。

2. 能够画出各类典型药物（地西泮、奥沙西泮、阿普唑仑、唑吡坦、吡拉西坦、异戊巴比妥、苯妥英钠、卡马西平、普洛加胺、氯丙嗪、氟哌啶醇、氯氮平、丙咪嗪、氟西汀、吗啡、哌替啶、卤加比、美沙酮、喷他佐辛、左旋多巴、罗匹尼罗、多奈哌齐）的化学结构，并能够阐述其化学名、理化性质、体内代谢及临床用途。

3. 能够阐述巴比妥类药物的构效关系、镇痛药构效关系和巴比妥类药物合成通法，并能够设计出异戊巴比妥和苯妥英钠的合成路线。

4. 能够叙述抗精神病药、抗抑郁药、镇痛药、中枢兴奋药的发展。

二、测试题

（一）单项选择题

1. 下列药物中，在 4，5 位开环不影响生物利用度的是（　　　）
A. 苯巴比妥　　　　　B. 甲丙氨酯
C. 地西泮　　　　　　D. 盐酸氯丙嗪
E. 苯妥英钠

2. 药物的商品名为安定的是（　　　）
A. 苯巴比妥　　　　　B. 甲丙氨酯
C. 苯妥英钠　　　　　D. 盐酸氯丙嗪
E. 地西泮

3. 卡马西平的 10 位引入羰基得到的药物是（　　　）
A. 氯氮草　　　　　　B. 奥卡西平
C. 吡拉西坦　　　　　D. 拉西地平
E. 卤加比

4. 苯巴比妥可与吡啶和硫酸铜溶液作用，生成的物质是（　　　）
A. 绿色络合物　　　　B. 紫堇色络合物
C. 白色胶状沉淀　　　D. 氨气
E. 红色

5. 安定作用最强时，吩噻嗪第 2 位上的取代基为

（　　　）
A. —Cl　　　　　　　B. —H
C. —COCH₃　　　　　D. —CF₃
E. —CH₃

6. 下列试液与盐酸哌替啶显橙红色的是（　　　）
A. 硫酸甲醛试液
B. 乙醇溶液与苦味酸溶液
C. 硝酸银溶液
D. 碳酸钠试液
E. 二氯化钴试液

7. 苯巴比妥合成的起始原料是（　　　）
A. 苯胺　　　　　　　B. 肉桂酸
C. 苯乙酸乙酯　　　　D. 苯丙酸乙酯
E. 二甲苯胺

8. 盐酸吗啡的氧化产物主要是（　　　）
A. 阿扑吗啡　　　　　B. 可待因
C. 双吗啡　　　　　　D. 苯吗喃
E. 美沙酮

9. 吗啡结构中具有的手性碳个数为（　　　）
A. 二个　　　　　　　B. 三个
C. 四个　　　　　　　D. 五个
E. 六个

10. 关于盐酸吗啡，下列说法不正确的是（　　　）
A. 天然产物
B. 白色，有丝光的结晶或结晶性粉末
C. 水溶液呈碱性
D. 易氧化
E. 有成瘾性

（二）多项选择题

1. 影响巴比妥类药物镇静催眠作用强弱和快慢的因素有（　　　）
A. pKa
B. 5-取代基碳数目超过 10 个
C. 5-取代基
D. 脂溶性
E. 直链酰脲

2. 下列药物中属于苯并二氮草类的药物有（　　　）
A. 氯氮草　　　　　　B. 奥沙西泮
C. 地西泮　　　　　　D. 硝西泮
E. 苯巴比妥

3. 巴比妥类药物的性质有（　　　）
A. 酮式和烯醇式的互变异构

B. 与吡啶硫酸铜试液作用显紫色

C. 具解热镇痛作用

D. 具催眠作用

E. 钠盐易溶于水

4. 下列属于苯并二氮杂䓬类的药物有（　　　）

A. 卡马西平　　　　B. 奥沙西泮

C. 地西泮　　　　　D. 扑米酮

E. 舒必利

5. 地西泮水解后的产物有（　　　）

A. 甘氨酸

B. 2-苯甲酰基-4-氯苯胺

C. 氨

D. 乙醛酸

E. 2-甲氨基-5-氯二苯甲酮

6. 属于哌替啶的鉴别方法有（　　　）

A. 重氮化偶合反应　　B. 三氯化铁反应

C. 与苦味酸反应　　　D. 茚三酮反应

E. 与甲醛硫酸反应

7. 在盐酸吗啡的结构改造中,得到新药的步骤有（　　　）

A. 羟基的酰化　　　　B. N 上的烷基化

C. 1 位的改造　　　　D. 羟基的醚化

E. 取消哌啶环

8. 能作用于吗啡受体的药物有（　　　）

A. 哌替啶　　　　　　B. 美沙酮

C. 双氢唉托啡　　　　D. 枸橼酸芬太尼

E. 阿司匹林

9. 下列化合物中,吗啡氧化的产物是（　　　）

A. 蒂巴因　　　　　　B. 双吗啡

C. 阿扑吗啡　　　　　D. 左啡诺

E. N-氧化吗啡

10. 下列药物中不属于合成镇痛药的是（　　　）

A. 哌啶类　　　　　　B. 黄嘌呤类

C. 氨基酮类　　　　　D. 吗啡烃类

E. 芳基乙酸类

（三）配伍选择题

[1～5 题共用选项]

A. 苯巴比妥　　　　　B. 氯丙嗪

C. 咖啡因　　　　　　D. 盐酸美沙酮

E. 苯妥英钠

1. 属于 3，7-二氢-1，3，7-三甲基-1H-嘌呤-2，6-二酮-水合物的是（　　　）

2. 属于 5，5-二苯基-2，4-咪唑烷二酮钠盐的是（　　　）

3. 属于 2-氯-N，N-二甲基-10H-吩噻嗪-10-丙胺盐酸盐的是（　　　）

4. 属于 5-乙基-5-苯基-2，4，6-（1H，3H，5H）

-嘧啶三酮的是（　　　）

5. 属于 4，4-二苯基-6-二甲氨基-3-庚酮盐酸盐的是（　　　）

[6～10 题共用选项]

A. 咖啡因　　　　　　B. 吗啡

C. 地西泮　　　　　　D. 苯妥英钠

E. 卡马西平

6. 具有五环结构的是（　　　）

7. 具有二苯环和氮杂䓬环结构的是（　　　）

8. 具有黄嘌呤结构的是（　　　）

9. 具有咪唑烷二酮结构的是（　　　）

10. 具有苯二氮杂䓬环结构的是（　　　）

（四）简答题

1. 简述巴比妥类药物具有哪些共同的化学性质。

2. 简述吗啡的化学稳定性和理化性质。

（五）合成题

1. 简述地西泮的合成路线,并注明反应条件。

2. 以邻氯苯甲酸和间氯苯胺为起始原料,合成美沙酮,写出合成路线图并注明反应条件。

拓展知识

右佐匹克隆（eszopiclone）属于非苯二氮杂䓬类镇静催眠药,是佐匹克隆的 S 异构体,但对中枢苯二氮杂䓬类受体的亲和性比佐匹克隆强 50 倍,不良反应更小。右佐匹克隆由美国 Sepracor 公司于 1998 年开发,并于 2004 年获得美国 FDA 批准,用于治疗睡眠障碍,现已在全世界范围内广泛应用于临床。右佐匹克隆不仅对治疗原发性失眠有明显疗效,在睡眠呼吸障碍、焦虑抑郁、围绝经期/绝经后、帕金森病等多种疾病也有较好疗效。良好的安全性和耐受性使其成为目前治疗失眠的一线用药,但长期疗效尚待更进一步的研究,以期为临床用药提供更可靠的用药依据。

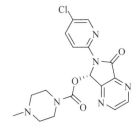

右佐匹克隆（eszopiclone）

三、测试题答案

（一）单项选择题

1～5：C E B B D　6～10：A C C D C

（二）多项选择题

1.ABD　2.ABCD　3.ABDE　4.BC　5.AE
6.CE　7.ABD　8.ABCD　9.BE　10.BDE

（三）配伍选择题

1～5：C E B A D　6～10：B E A D C

（四）简答题

1. 答：巴比妥类药物属于结构非特异性药物，药效主要受理化性质影响；解离（pKa），pKa↑→药物的分子形式↑→药效↑；脂水分配系数，5 位取代基碳原子总数在 4～8，脂水分配系数合适，超过 8 作用过强；N 上引入甲基，酸性↓，脂溶性↑，起效快，失效也快。2 个 N 上均引入甲基，脂溶性过强，引起惊厥；2 位氧原子以 S 原子取代，脂溶性↑，起效快，失效快；5 位为直链或芳烃基，不易代谢，长效，若为支链或不饱和烃基，易代谢失活，短效。

2. 答：①酸碱两性：酚羟基呈酸性，叔胺呈碱性，临床主要用盐酸盐。②还原性：光照下被空气氧化为伪吗啡和 N-氧化吗啡，前者毒性较大，需避光保存。在酸性下相对稳定，在中性和碱性下容易被氧化，注射液需充入氮气、调 pH 为 3～5、加抗氧剂。③脱水重排：在酸性下加热，生成阿扑吗啡。④生物碱反应：遇三氯化铁试液显蓝色，遇甲醛硫酸显蓝紫色，遇钼硫酸试液显紫色，继而变蓝，最后变绿。

（五）合成题

1. 答：合成路线如下。

2. 答：合成路线如下。

第五章　外周神经系统药物

一、本章复习重点

1. 能够阐述拟胆碱药物、抗胆碱药物、肾上腺素受体激动剂、组胺 H_1 受体拮抗剂、局部麻醉药的结构类型和胆碱受体激动剂、肾上腺素受体激动剂、N 受体拮抗剂、局部麻醉药的构效关系。
2. 能够画出各类典型药物（毒蕈碱、氯贝胆碱、溴新斯的明、阿托品、东莨菪碱、山莨菪碱、樟柳碱、溴丙胺太林、右旋氯筒箭毒碱、顺阿曲库铵、泮库溴铵、肾上腺素、去甲肾上腺素、异丙肾上腺素、麻黄碱、多巴胺、沙丁胺醇、氯苯那敏、赛庚啶、氯雷他定、西替利嗪、咪唑斯汀、普鲁卡因、利多卡因、尼古丁、特布他林、苯海拉明、曲吡那敏、酮替芬、达克罗宁）的化学结构，并能够阐述其化学名称、理化性质、体内代谢及临床用途。
3. 能够阐述从可卡因到普鲁卡因的研究思路及过程。
4. 能够叙述胆碱受体激动剂、乙酰胆碱酯酶抑制剂、M 受体拮抗剂、N 受体拮抗剂、拟肾上腺素药物、第一代（经典）抗组胺药物、第二代（非镇静性）抗组胺药物和局部麻醉药的发展及现状。

二、测试题

（一）单项选择题

1. 以下药物中，可用于重症肌无力，也可用于腹部手术后腹胀气及尿潴留的药物是（　　）
A. 氯贝胆碱　　　　　B. 多巴酚丁胺
C. 溴新斯的明　　　　D. 溴丙胺太林
E. 硝酸毛果芸香碱

2. 下列叙述中，与阿托品相符的是（　　）
A. 以左旋体供药用
B. 分子中无手性中心，有旋光活性
C. 我国现多采用合成方法
D. 为莨菪碱的外消旋体
E. 多采用甲磺酸盐

3. 下列药物中，属于 β 受体拮抗剂的是（　　）
A. 沙丁胺醇　　　　　B. 盐酸麻黄碱
C. 盐酸哌唑嗪　　　　D. 盐酸普萘洛尔
E. 多巴胺

4. 下列拟肾上腺素药物中，含有 2 个手性碳原子的药物是（　　）
A. 盐酸克仑特罗　　　B. 盐酸多巴胺
C. 沙丁胺醇　　　　　D. 地匹福林
E. 盐酸麻黄碱

5. 解救有机磷农药中毒主要选用的药物是（　　）
A. 硝酸毛果芸香碱　　B. 溴新斯的明
C. 盐酸麻黄碱　　　　D. 碘解磷定
E. 盐酸美沙酮

6. 下列对 M 受体激动剂构效关系的叙述，正确的是（　　）
A. 季铵基上以乙基取代活性增强
B. 季铵基为活性必需
C. 亚乙基链若延长，活性增加
D. 乙酰氧基的甲基被乙基取代活性增强
E. 乙酰氧基的甲基被苯基取代活性增强

7. 通过拮抗 M 受体，产生抗胆碱活性的药物是（　　）
A. 溴新斯的明　　　　B. 毛果芸香碱
C. 硫酸阿托品　　　　D. 氯化琥珀胆碱
E. 地西泮

8. 下列拟肾上腺素药物中,具有儿茶酚胺结构的是（　　）
A. 氯丙那林　　　　　B. 间羟胺
C. 多巴胺　　　　　　D. 苯巴比妥
E. 麻黄碱

9. 以下属于全身麻醉药的是（　　）
A. 盐酸普鲁卡因　　　B. 氯胺酮
C. 盐酸丁卡因　　　　D. 盐酸利多卡因
E. 苯妥英钠

10. 盐酸普鲁卡因具有（　　），故重氮化后与碱性 β-萘酚偶合后生成猩红色偶氮染料。
A. 苯环　　　　　　　B. 伯氨基
C. 酯基　　　　　　　D. 芳伯氨基
E. 叔氨基

（二）多项选择题

1. 苯甲酸酯类局部麻醉药的基本结构的主要组成部分是（　　）
A. 亲脂部分　　　　　B. 亲水部分
C. 中间连接部分　　　D. 六元杂环部分
E. 凸起部分

2. 下列药物中，属于局部麻醉药的结构类型有（　　）

A. 苯甲酸酯类 　　B. 氯胺酮
C. 氨基醚类 　　D. 巴比妥类
E. 氨基酮类

3. 以下关于盐酸普鲁卡因，说法正确的有（　　）
A. 别名：奴佛卡因
B. 不具有成瘾性
C. 刺激性和毒性大
D. 注射液变黄后，不可供药用
E. 麻醉弱

4. 属于苯甲酸酯类局部麻醉药的是（　　）
A. 盐酸普鲁卡因 　　B. 盐酸丁卡因
C. 盐酸利多卡因 　　D. 硫卡因
E. 盐酸布比卡因

5. 下列不与盐酸普鲁卡因生成沉淀的试剂有（　　）
A. 氯化亚钴 　　B. 碘试液
C. 碘化汞钾 　　D. 硝酸汞
E. 苦味酸

6. 关于硫酸阿托品，下列叙述正确的是（　　）
A. 本品是莨菪醇和消旋莨菪酸构成的酯
B. 本品分子中有一个叔胺氮原子
C. 分子中没有酯键
D. 本品不具有 Vitali 反应
E. 本品与氯化汞（氯化汞）作用，可产生黄色氧化汞沉淀，加热可转变成红色

7. 下列药物中化学稳定性较好的麻醉药是（　　）
A. 盐酸利多卡因
B. 地塞米松二甲亚砜液（氟万）
C. 盐酸氯胺酮
D. 盐酸普鲁卡因
E. 羟丁酸钠

8. 下列药物中，属于局部麻醉药的是（　　）
A. 盐酸氯胺酮 　　B. 氟烷
C. 利多卡因 　　D. γ-羟基丁酸钠
E. 普鲁卡因

9. 下列药物中，含有儿茶酚结构的有（　　）
A. 盐酸甲氧明 　　B. 盐酸克仑特罗
C. 异丙肾上腺素 　　D. 去甲肾上腺素
E. 盐酸麻黄碱

（三）配伍选择题

[1～5 题共用选项]
A. 4-氧基苯甲酸-2-二乙氨基乙酯

B. 2-甲基-2-丙基-1，3-丙二醇二氨基甲酸酯
C. 7-氯-1，3-二氢-1-甲基-5-苯基-2H-1，4-苯并二氮䓬-2-酮
D. 2-二乙氨基-N-（2，6-二甲基苯基）乙酰胺
E. 5-乙基-5-苯基-2，4，6-（1H，3H，5H）-嘧啶三酮

1. 普鲁卡因的化学名称是（　　）
2. 利多卡因的化学名称是（　　）
3. 甲丙氨酯的化学名称是（　　）
4. 苯巴比妥的化学名称是（　　）
5. 地西泮的化学名称是（　　）

[6～10 题共用选项]
A. 地西泮 　　B. 普萘洛尔
C. 溴新斯的明 　　D. 盐酸哌唑嗪
E. 利多卡因

6. 含有萘环结构的药物是（　　）
7. 属于酰胺类的局部麻醉药的是（　　）
8. 可用于重症肌无力,也可用于腹部手术后腹胀气及尿潴留的药物是（　　）
9. 属于肾上腺素能受体拮抗剂的是（　　）
10. 化学结构中所含的母核为 1，4-苯并二氮䓬环的药物是（　　）

（四）简答题

1. 根据肾上腺素的结构,说明其有关稳定性方面的性质，并简述防治该药物变质的方法。
2. 简述组胺 H_1 受体药物的分类及代表药。

（五）合成题

1. 简述利多卡因的合成线路，并举例鉴别利多卡因。
2. 简述肾上腺素的合成线路。

拓展知识

沙美特罗（salmeterol）系葛兰素公司开发的长效选择性 β_2 受体激动剂,对支气管扩张作用及释放组胺等化学介质的作用比异丙肾上腺素及沙丁胺醇等强，且呈持续性。沙美特罗气雾剂作用时间可持续 12 小时。选择性 β_2 受体激动剂使用不当会产生较多不良反应，特别强调长效选择性 β_2 受体激动剂不单独用于治疗哮喘，一般联合糖皮质激素应用。目前我国上市的联合制剂有舒利迭（氟替卡松/沙美特罗）、信必可（布地奈德/福莫特罗）。

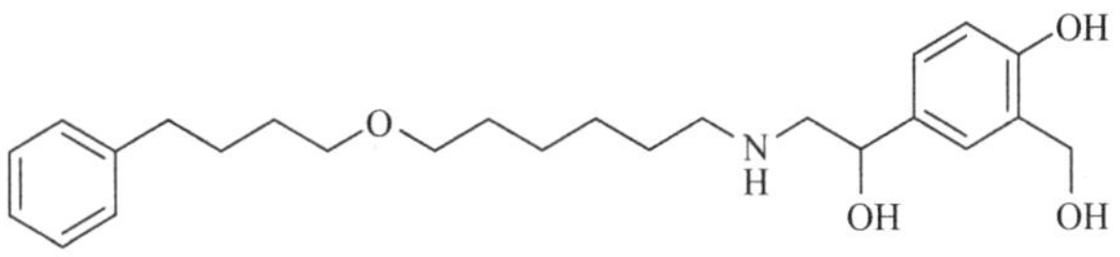

沙美特罗（salmeterol）

三、测试题答案

（一）单项选择题

1～5：C D D E D　6～10：B C C B D

（二）多项选择题

1. ABC　2. ACE　3. ABC　4. ABE　5. ACD
6. CD　7. ABCE　8. CE　9. CD

（三）配伍选择题

1～5：A D B E C　6～10：B E C D A

（四）简答题

1. 答：肾上腺素，该药物含有邻二酚羟基，遇空气中的氧或者其他氧化剂、日光、热、微量金属离子，均能氧化变质，生成红色的肾上腺素，继而聚合成棕色多聚体。其水溶液露置空气中也会氧化变色。加入焦亚硫酸钠等抗氧化剂，可防止氧化。储藏时应该避光，隔绝空气保存。

2. 答：经典的 H_1 受体拮抗剂分类及代表药物如下：乙二胺类（曲吡那敏）；氨基醚类（苯海拉明）；丙胺类（马来酸氯苯那敏）；三环类（盐酸赛庚啶）。非镇静 H_1 受体拮抗剂：三环类（氯雷他定）；哌嗪类（盐酸西替利嗪）；哌啶类（咪唑斯汀）。

（五）合成题（须画出结构式）

1. 答：利多卡因的合成路线如下：

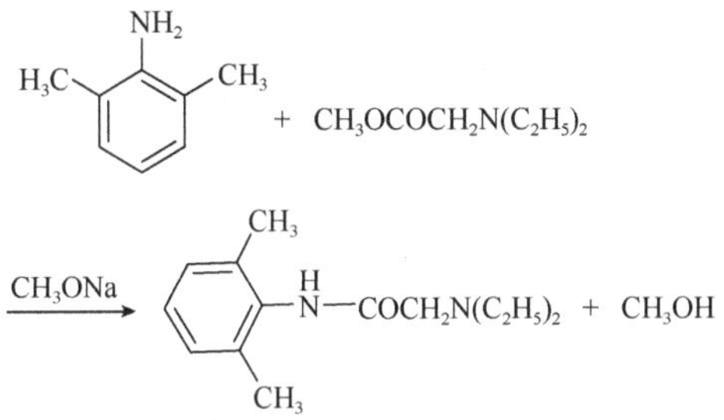

分子结构中具有芳酰胺和脂肪胺的利多卡因在碳酸钠试液中与硫酸铜反应生成蓝紫色配合物，此物转入三氯甲烷中显黄色。

2. 答：肾上腺素的合成路线如下：

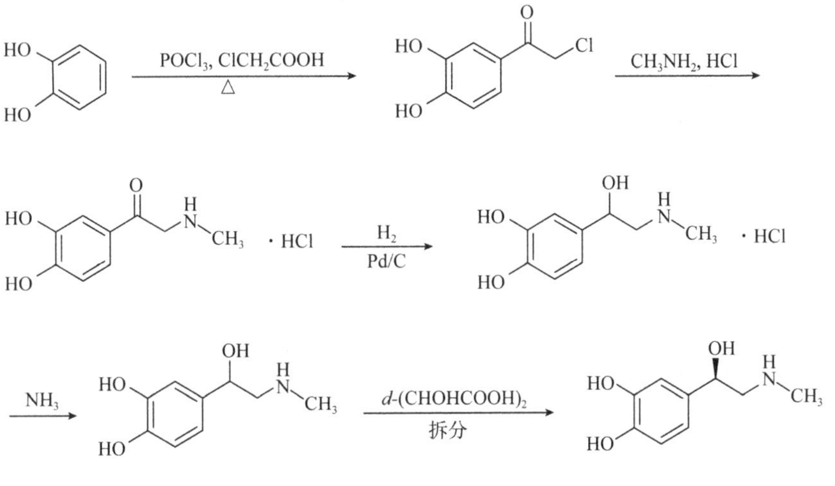

第六章 循环系统药物

一、本章复习重点

1. 能够阐述β受体拮抗剂、钙通道阻滞剂、钠通道阻滞剂、调血脂药的结构类型，以及其作用机制和构效关系。

2. 能够画出各类典型药物（普萘洛尔、美托洛尔、硝苯地平、氨氯地平、胺碘酮、卡托普利、硝酸甘油、地高辛、洛伐他汀、地尔硫䓬、维拉帕米、奎尼丁、氯沙坦、米力农、多巴酚丁胺、匹莫苯、辛伐他汀、阿托伐他汀、普伐他汀、吉非贝齐、非诺贝特、烟酸、氯吡格雷、华法林钠、利血平、美西律）的化学结构，并能够阐述其化学名、理化性质、体内代谢及用途。

3. 能够设计出典型药物（普萘洛尔、硝苯地平、卡托普利、吉非贝齐）的合成路线。

4. 能够叙述β受体拮抗剂、血管紧张素转化酶抑制剂及血管紧张素Ⅱ受体拮抗剂、调血脂药物和抗血栓药的发展及现状。

二、测 试 题

（一）单项选择题

1. amiodarone hydrochloride 属于哪一类药物（   ）
A. 钠通道阻滞剂   B. 钾通道阻滞剂
C. 钙通道阻滞剂   D. β受体拮抗剂
E. ACEI

2. 按照 Vaugha Williams 的分类方法，quinidine 属于下列抗心律失常药中的类别是（   ）
A. Ⅱ类   B. Ⅲ类
C. Ⅳ类   D. ⅠA类
E. ⅠB类

3. Captopril 属于下列的药物类型是（   ）
A. 碳酸肝酶抑制剂   B. PDE 抑制剂
C. ACEI   D. β受体拮抗剂
E. HMG-CoA 还原酶抑制剂

4. 尼群地平主要被用于治疗（   ）
A. 高脂血症   B. 高血压
C. 慢性心力衰竭   D. 心绞痛
E. 抗心律失常

5. 根据临床应用，心血管系统药物可分为（   ）
A. 降血脂药、强心药、镇痛药、抗心律失常药
B. 抗心律失常药、降血脂药、强心药、利尿药

C. 降血脂药、抗心律失常药、抗心绞痛药、抗高血压药、强心药
D. 降血脂药、抗溃疡药、抗心律失常药、抗组胺药
E. 抗心律失常药、降血脂药、强心药、维生素

6. 甲基多巴（   ）
A. 是中等偏强的降压药
B. 有抑制心肌传导作用
C. 用于治疗高脂血症
D. 适用于治疗轻、中度高血压，与β受体拮抗剂和利尿药合用效果更好
E. 是新型的非儿茶酚胺类强心药

7. 属于结构特异性的抗心律失常药的是（   ）
A. 奎尼丁   B. 氯贝丁酯
C. 盐酸维拉帕米   D. 利多卡因
E. 普鲁卡因胺

8. 氯贝丁酯的一个水解产物乙醇与次碘酸钠作用，生成（   ）
A. 碘   B. 碘化钠
C. 碘仿   D. 碘代乙烷
E. 碘乙烷

9. 甲基多巴与水合茚三酮反应显（   ）
A. 红色   B. 黄色
C. 紫色   D. 蓝紫色
E. 白色

10. 硝酸酯和亚硝酸酯类药物的治疗作用，主要是由于（   ）
A. 减少回心血量   B. 减少了氧消耗量
C. 扩张血管作用   D. 缩小心室容积
E. 增加冠状动脉血量

（二）多项选择题

1. Simvastatin 在体内的生物转化、代谢主要包括（   ）
A. 水解开环为有活性的β羟基酸
B. 六氢萘环 3 位羟基化（有活性），再脱水为 3 位亚甲基化产物（有活性）
C. 3 位羟基化产物重排为 6 位羟基化产物（无活性）
D. 3 位亚甲基化产物可进一步发生水解羟基化
E. 3 位亚甲基化产物可进一步发生氧化反应生成相应的酸

2. 用于心血管系统疾病的药物有（   ）

A. 降血脂药   B. 强心药
C. 解痉药   D. 抗组胺药
E. 抗高血压药
3. 降血脂药物的作用类型有（   ）
A. 苯氧乙酸类   B. 烟酸类
C. 甲状腺素类   D. 阴离子交换树脂
E. 羟甲戊二酰辅酶 A 还原酶抑制剂
4. 用于氯贝丁酯合成的主要原料有（   ）
A. 对氯苯酚   B. 乙醇
C. 丙酮   D. 二氯甲烷
E. 氯仿
5. 常用的抗心绞痛的药物类型有（   ）
A. 硝酸酯   B. 钙通道阻滞剂
C. α 受体拮抗剂   D. α 受体激动剂
E. β 受体拮抗剂
6. 抗心律失常药的类型有（   ）
A. 生物碱   B. 奎宁类
C. 抑制 Na^+ 转运   D. β 受体拮抗剂
E. 延长动作电位时程

（三）配伍选择题

[1～5 题共用选项]
下列抗高血压药物的作用类型分别是
A. 刺激中枢 α 受体
B. 作用于交感神经
C. 作用于血管平滑肌
D. 影响肾素-血管紧张素-醛固酮系统
E. 选择性 α_1 受体拮抗剂
1. 卡托普利属于（   ）
2. 可乐定属于（   ）
3. 哌唑嗪属于（   ）
4. 利血平属于（   ）
5. 肼屈嗪属于（   ）
[6～10 题共用选项]
A. 洛伐他汀   B. 卡托普利
C. 地尔硫草   D. 依那普利
E. 氯沙坦
6. 分子中含巯基，水溶液易发生氧化反应的是（   ）
7. 分子中含联苯和四唑结构的是（   ）
8. 分子中有两个手性碳，顺式 d-异构体对冠脉扩张作用强而持久的是（   ）
9. 结构中含单乙酯，为一前药的是（   ）
10. 为一种前药，在体内水解为 β-羟基酸衍生物才具活性的是（   ）

（四）简答题

1. 产生心绞痛的病因及治疗机制是什么？

2. β 受体拮抗剂的药理作用是否相同？有什么特点？

（五）合成题

1. 简述酒石酸美托洛尔的合成路线。
2. 简述卡托普利的合成路线。

拓展知识

人类大约有上千种 G 蛋白偶联受体（G protein coupled receptor，GPCR），大约由 1000 个基因来编码这些受体。GPCR 可以接收无数不同的细胞外信号（如气味、光线和神经递质、激素等），并将其转化为胞内信号，参与人体内几乎全部生命活动。正因如此，GPCR 与许多疾病息息相关，如肿瘤、心脑血管疾病、自身免疫疾病等。目前全球临床药物中，有一半以上以 GPCR 作为靶标。

一般来说，GPCR 中膜蛋白的含量较低、缺乏极性表面和非稳定性结构等特性，使它成为一类很难结晶的蛋白质。得益于蛋白质结晶技术和自由电子 X 射线晶体结构测定技术的进展，人类在 GPCR 结构研究方面取得了可喜的进展。2000 年，第一个哺乳动物 GPCR-牛视紫红质（Rhodopsin）的晶体结构被成功解析。2007 年，美国科学家 Brian K. Kobilka 团队成功解析了第一个人类 GPCR-β_2 受体的晶体结构，这使得 GPCR 晶体结构的研究成为生物分子结构领域的探究热点。之后越来越多的 GPCR 或受体与小分子复合物结构得到解析。2011 年，Kobilka 又成功获得了处于活性态下的 β_2 受体晶体结构，这更是开启了 GPCR 结构和信号传导机制研究的新纪元。β_2 受体复合物的三维晶体结构的解析，让人们以崭新的视角来分析其受体结构、信号转导和调控机制等，从而给受体研究带来新的突破。对药物小分子结合的 β_2 受体结构相互作用的深入研究，将有助于人类深刻地认识其机体生命活动，从而使得 β_2 受体配体成为新药物开发的研究热点，并且丰富了该受体在药理学研究上的重要意义。

三、测试题参考答案

（一）单项选择题

1～5：B D C B C   6～10：A D C D C

（二）多项选择题

1. ABCDE   2. ABE   3. ABCDE   4. ABCE
5. ABE   6. CDE

（三）配伍选择题

1~5：D A E C B   6~10：B E C D A

（四）简答题

1. 答：一般认为心绞痛的发作是由于心肌在氧的供给方面不能满足需要，即在供需之间失去了平衡。已知有效的抗心绞痛药物，主要是通过降低心肌需氧量而达到缓解和治疗的目的。许多抗心绞痛药都具有扩张血管、降低血压、减少回心血量的作用，因而可使心脏做功量和氧耗量下降，心绞痛缓解。还有些药物具有降低心肌收缩力的作用，减慢心率和降低交感神经兴奋的效应，从而也可使心肌需氧量减少，心绞痛缓解。

2. 答：β 受体拮抗剂的药理作用不是相同而是相似，但在作用强度、有无内在活性及作用的选择上则有所不同。稍具有内在活性的药物，对心脏的抑制力较小，诱发心力衰竭的危险性小。近年来发现，β 受体又可分为 β_1 受体、β_2 受体和 β_3 受体三种亚型，β_1 受体存在于心脏，β_2 受体分布于血管和支气管平滑肌。某些 β 受体拮抗剂对两种受体表现不同的选择性。对心脏选择性强的药物在用于治疗心律失常、心绞痛时，可避免引起支气管收缩的副作用，但降血压作用往往较小；对血管选择性较强的药物有利于治疗高血压疾病。

（五）合成题

1. 答：酒石酸美托洛尔的合成路线如下：

2. 答：卡托普利的合成路线如下。

第七章　消化系统药物

一、本章复习重点

1. 能够阐述抗溃疡药、止吐药的结构类型和作用机制。
2. 能够画出各类典型药物（西咪替丁、雷尼替丁、昂丹司琼、甲氧氯普胺、联苯双酯、奥美拉唑、地芬尼多、多潘立酮）的化学结构，并能够阐述其化学名、理化性质、体内代谢及临床用途。
3. 能够识别西咪替丁的结构，设计西咪替丁的合成路线。
4. 能够叙述促胃动力药的作用和肝胆疾病辅助治疗药物的现状。

二、测　试　题

（一）单项选择题

1. 多潘立酮的止吐作用是通过阻断（　　　）
A. 5-HT$_3$受体
B. M$_1$受体
C. α$_1$受体
D. 多巴胺受体
E. H$_2$受体

2. 哌仑西平是一种（　　　）
A. H$_1$受体拮抗剂
B. H$_2$受体拮抗剂
C. M$_1$受体拮抗剂
D. D$_2$受体拮抗剂
E. 胃壁细胞 H$^+$泵抑制药

3. 胃壁细胞 H$^+$泵抑制药有（　　　）
A. 哌仑西平
B. 西咪替丁
C. 雷尼替丁
D. 奥美拉唑
E. 丙谷胺

4. 奥美拉唑用于治疗（　　　）
A. 消化不良
B. 慢性腹泻
C. 慢性便秘
D. 胃肠道平滑肌痉挛
E. 十二指肠溃疡

5. 溃疡病应用某些抗菌药的目的是（　　　）
A. 清除肠道寄生菌
B. 抗幽门螺杆菌
C. 抑制胃酸分泌
D. 减轻溃疡病的症状
E. 保护胃黏膜

6. 昂丹司琼主要用于治疗（　　　）
A. 化疗、放疗引起的呕吐
B. 晕动病引起的呕吐
C. 阿扑吗啡引起的呕吐
D. 十二指肠溃疡
E. 胃溃疡

7. 硫酸镁不具有的下列作用是（　　　）
A. 降低血压
B. 中枢兴奋
C. 骨骼肌松弛
D. 导泻
E. 利胆

8. 西咪替丁或雷尼替丁可治疗（　　　）
A. 皮肤黏膜过敏性疾病
B. 晕动病
C. 支气管哮喘
D. 溃疡病失眠
E. 失眠

9. 可用于胃溃疡治疗的含咪唑的药物是（　　　）
A. 盐酸氯丙嗪
B. 奋乃静
C. 西咪替丁
D. 盐酸丙咪嗪
E. 盐酸阿米替林

10. 下列药物中,第一个上市的 H$_2$受体拮抗剂为（　　　）
A. Nα-胍基组织胺
B. 咪丁硫脲
C. 甲咪硫脲
D. 西咪替丁
E. 雷尼替丁

（二）多项选择题

1. 盐酸苯海拉明酸性水解的产物有（　　　）
A. 二苯甲醇
B. 苯甲酸

C. 二苯甲酮

D. 二甲氨基乙醇

E. 二甲胺

2. 抗溃疡药雷尼替丁含有的结构是（　　）

A. 咪唑环

B. 呋喃环

C. 噻唑环

D. 硝基

E. 胍酸结构的优势构象

3. 属于 H_2 受体拮抗剂的是（　　）

A. 西咪替丁

B. 苯海拉明

C. 西沙必利

D. 法莫替丁

E. 罗沙替丁乙酸酯

4. 经炽灼、遇乙酸铅试纸生成黑色硫化铅沉淀的药物有（　　）

A. 联苯双酯

B. 法莫替丁

C. 雷尼替丁

D. 昂丹司琼

E. 硫乙拉嗪

5. 用作"保肝"的药物有（　　）

A. 联苯双酯

B. 多潘立酮

C. 水飞蓟宾

D. 熊去氧胆酸

E. 乳果糖

6. $5-HT_3$ 镇吐药的主要结构类型有（　　）

A. 取代的苯甲酰胺类

B. 三环类

C. 二苯甲醇类

D. 吲哚甲酰胺类

E. 吡啶甲基亚砜类

7. 具有保护胃黏膜作用的 H_2 受体拮抗剂是（　　）

A. 西咪替丁

B. 雷尼替丁

C. 乙溴替丁

D. 法莫替丁

E. 拉呋替丁

8. 可用作镇吐的药物有（　　）

A. $5-HT_3$ 受体拮抗剂

B. 选择性 5-HT 重摄取抑制剂

C. 多巴胺受体拮抗剂

D. H_2 受体拮抗剂

E. 乙酰胆碱受体拮抗剂

（三）配伍选择题

[1～5 题共用选项]

A.

B.

C.

D.

E.

1. 西咪替丁的化学结构式为（　　）

2. 雷尼替丁的化学结构式为（　　）

3. 法莫替丁的化学结构式为（　　）

4. 尼扎替丁的化学结构式为（　　）

5. 罗沙替丁的化学结构式为（　　）

[6～10 题共用选项]

A. 地芬尼多

B. 氯雷他定

C. 西咪替丁

D. 格拉司琼

E. 多潘立酮

6. $5-HT_3$ 受体拮抗剂（　　）

7. H_1 受体拮抗剂（　　）

8. 多巴胺受体拮抗剂（　　）

9. 乙酰胆碱受体拮抗剂（　　）

10. H_2 受体拮抗剂（　　）

（四）简答题

1. 为什么质子泵抑制剂抑制胃酸分泌的作用强，而且选择性好？

2. 何为抗组胺药？

（五）合成题

1. 简述奥美拉唑的合成路线。

2. 简述联苯双酯的合成路线。

拓展知识

在寻找治疗消化性溃疡药物过程中，由于质子泵抑制剂的研制成功，对新的 H_2 受体拮抗剂的研究和开发相对放慢步伐，现有的替丁类药物已有较满意的安全性和有效性，许多国家已将西咪替丁和雷尼替丁列入 OTC 药物。目前 H_2 受体拮抗剂的发展趋势：①开发非竞争性抑制的 H_2 受体拮抗剂，现所有的 H_2 受体拮抗剂是可逆性的抑制剂，从作用本质上看均是反相激动剂，其拮抗作用呈剂量依赖性并取决于血药浓度，由此正尝试开发非竞争性抑制的 H_2 受体拮抗剂；②研究 H_1 受体和 H_2 受体双重拮抗剂，恰当比例的 H_1/H_2 受体拮抗活性可用于预防外科麻醉时产生的危及生命的变应性中毒反应；③设计同时具有 H_2 受体拮抗活性和其他药理活性的新的药物分子，如整合胃泌素受体拮抗分子，用于治疗消化性溃疡。

三、测试题参考答案

（一）单项选择题

1～5：D C D E B　6～10：A B D C D

（二）多项选择题

1.AD　2.BDE　3.ADE　4.BCE　5.ACDE

6.AD　7.ABCDE　8.ACE

（三）配伍选择题

1～5：A E D C B　6～10：D B E A C

（四）简答题

1. 答：胃酸分泌的过程有三步。第一步，组胺、乙酰胆碱或胃泌素刺激壁细胞底-边膜上相应的受体，引起第二信使 cAMP 或钙离子的增加；第二步，经第二信使 cAMP 或钙离子的介导，刺激由细胞内向细胞顶端传递；第三步，在刺激下细胞内的管状泡与顶端膜内陷形成的分泌性微管融合，原位于管状泡处的胃质子泵-H/K-ATP 酶移至分泌性胃管，将氢离子从胞质泵向胃腔，与从胃腔进入胞质的钾离子交换，氢离子与顶膜转运至胃腔的氯离子形成盐酸（即胃酸的主要成分）分泌。

质子泵抑制剂作用于胃壁细胞泌酸过程的最后一步，对各种刺激引起的胃酸分泌都有很好的抑制作用。因质子泵抑制剂是以共价键的方式与酶结合，故抑制胃酸分泌的作用很强。而且质子泵仅存在于胃壁细胞表面，质子泵抑制剂如奥美拉唑（Omeprazole）在口服后，经十二指肠吸收，可选择性地浓缩在胃壁细胞的酸性环境中，在胃壁细胞中可存留 24 小时，因而其作用持久。即使血药浓度水平低到不能被检出，仍能发挥作用。故质子泵抑制剂的作用专一，选择性高，副作用较小。

2. 答：抗组胺药是通过拮抗组胺 H_1 受体、H_2 受体的药物，其中 H_1 受体拮抗剂是缓解或消除某些过敏症状的药物，是抗过敏药中的一类。H_2 受体拮抗剂主要用于抑制胃酸分泌，是抗胃溃疡的一类药物。

（五）合成题

1. 答：奥美拉唑合成路线如下：

2. 答：联苯双酯合成路线如下：

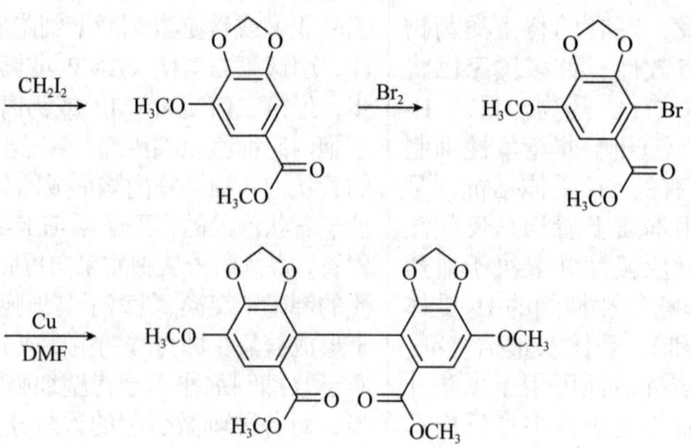

第八章 解热镇痛、非甾体抗炎药和抗痛风药

一、本章复习重点

1. 能够阐述苯胺类解热镇痛药代谢化学与毒性的关系、非甾体抗炎药物的分类、芳基丙酸类抗炎药的构效关系和布洛芬光学异构体代谢的活性变化。

2. 能够阐述 3，5-吡唑烷二酮类药物的化学结构与活性的关系、灭酸类药物立体结构特征，并能区分环氧合酶 COX-1 和 COX-2 的结构差别，解释其生理作用的特点。

3. 能够画出阿司匹林、对乙酰氨基酚、羟布宗、吲哚美辛、甲芬那酸、吡罗昔康、双氯芬酸钠、布洛芬、萘普生、塞来昔布的化学结构，并能够阐述其化学名、理化性质、体内代谢、临床用途，以及甲芬那酸、双氯芬酸钠、萘普生、吡罗昔康的合成路线。

4. 能够叙述水杨酸类解热镇痛药的发展历史和芳基酸类药物的发展概况。

二、测 试 题

（一）单项选择题

1. 在阿司匹林合成中产生的可引起过敏反应的副产物是（　　　）
A. 乙酰水杨酸酐　　　　B. 吲哚
C. 苯酚　　　　　　　　D. 水杨酸苯酯
E. 乙酰水杨酸苯酯

2. 吡唑酮类药物具有的药理作用是（　　　）
A. 镇静催眠　　　　　　B. 解热镇痛抗炎
C. 抗菌　　　　　　　　D. 抗病毒
E. 降低血压

3. 对乙酰氨基酚药物中应检查什么杂质的含量（　　　）
A. 对乙酰氨基酚　　　　B. 对氨基酚
C. 水杨酸　　　　　　　D. 对氨基苯甲酸
E. 乙酸

4. 双氯芬酸钠属于的药物类别是（　　　）
A. 邻氨基苯甲酸类　　　B. 吲哚乙酸类
C. 芳基烷酸类　　　　　D. 吡唑烷酮类
E. 苯胺类

5. 下列抗炎药与其结构类型不相对应的是（　　　）
A. 阿司匹林——水杨酸类

B. 吲哚美辛——杂环芳基乙酸类
C. 萘普生——杂环芳基丙酸类
D. 布洛芬——吡唑酮类
E. 吡罗昔康——1，2-苯并噻嗪类

6. 布洛芬是（　　　）
A. 非甾体抗炎药　　　　B. 中枢兴奋药
C. 心血管药　　　　　　D. 镇痛药
E. 抗肿瘤药

7. 具有手性碳原子，临床上用其（＋）异构体的药物是（　　　）
A. 安乃近　　　　　　　B. 阿司匹林
C. 萘普生　　　　　　　D. 对乙酰氨基酚
E. 吲哚美辛

8. 非甾体抗炎药物的作用（　　　）
A. 花生四烯酸环氧酶抑制剂
B. 二氢叶酸还原酶抑制剂
C. 磷酸二酯酶抑制剂
D. β-内酰胺酶抑制剂
E. 单胺氧化酶抑制剂

（二）多项选择题

1. 对水杨酸可以进行结构修饰的方法为（　　　）
A. 成盐反应　　　　　　B. 酯化反应
C. 酰胺化反应　　　　　D. 醚化反应
E. 羟基酰化反应

2. 下列叙述中，与对乙酰氨基酚相符的是（　　　）
A. 具有解热镇痛作用
B. 有抗风湿作用
C. 与阿司匹林成酯为贝诺酯
D. 在热水中易溶
E. 其作用机制为抑制环氧合酶

3. 下列药物中，属于非甾体抗炎药的是（　　　）
A. 对乙酰氨基酚　　　　B. 醋酸地塞米松
C. 萘丁美酮　　　　　　D. 双氯芬酸钠
E. 吲哚美辛

4. 下列药物中，属于芳基烷酸类非甾体抗炎药的是（　　　）
A. 萘普生　　　　　　　B. 芬布芬
C. 对乙酰氨基酚　　　　D. 布洛芬
E. 舒林酸

5. 下列药物中，在结构中含有手性碳原子的是（　　　）
A. 萘普生　　　　　　　B. 酮洛芬

C. 萘丁美酮　　　　　D. 吲哚美辛

E. 布洛芬

6. 下列药物中具有抗痛风作用的为（　　　）

A. 丙磺舒　　　　　　B. 贝诺酯

C. 别嘌醇　　　　　　D. 秋水仙碱

E. 萘丁美酮

7. 下列与安乃近性质符合的是（　　　）

A. 水溶液放置时，可发生氧化分解，溶液变黄

B. 为吡唑酮类

C. 易溶于水，可制成注射液

D. 不良反应可引起肾损害、粒细胞减少、药热和过敏性皮炎

E. 对外伤性疼痛及内脏绞痛有效

8. 下面与阿司匹林性质相符的是（　　　）

A. 其作用机制为花生四烯酸环氧合酶的不可逆抑制剂

B. 其醇溶液加 Fe^{3+} 可生成紫堇络合物

C. 具有解热镇痛及抗炎作用

D. 易溶于水

E. 具有抗血小板凝聚作用，可用于心血管系统疾病的预防和治疗

9. 芬布芬具有的性质是（　　　）

A. 其镇痛作用类似吗啡

B. 具有长效性

C. 是一个前体药物，在体内代谢生成联苯乙酸后才发挥药效

D. 为花生四烯酸环氧合酶的抑制剂

E. 为非甾体抗炎药

10. 下列与吡罗昔康性质相符的是（　　　）

A. 结构中有一个芳环的羟基，应显弱酸性

B. 为 1，2-苯并噻嗪类

C. 为非甾体抗炎药，略强于吲哚美辛

D. 结构中含有吡啶环

E. 具有烯醇式的酸性药物

（三）配伍选择题

[1～3题共用选项]

A. 芳基乙酸类抗炎药

B. 芳基丙酸类抗炎药

C. 芬那酸类抗炎药

D. 1，2-苯并噻嗪类抗炎药

E. 3，5-吡唑烷二酮类抗炎药

1. 化学名为 2-[（2，6-二氯苯基）氨基]苯乙酸钠的药物属于（　　　）

2. 化学名为 2-甲基-1-（4-氯苯甲酰基）-5-甲氧基-1H-吲哚-3-乙酸的药物属于（　　　）

3. 化学名为 2-（4-异丁基苯基）丙酸的药物属于

（　　　）

[4～7题共用选项]

A. 芬那酸类抗炎药

B. 芳基乙酸类抗炎药

C. 1，2-苯并噻嗪类抗炎药

D. 芳基丙酸类抗炎药

E. 3，5-吡唑烷二酮类抗炎药

4. 双氯芬酸钠属于（　　　）

5. 萘普生属于（　　　）

6. 舒林酸属于（　　　）

7. 酮洛芬属于（　　　）

[8～10题共用选项]

A. 丙磺舒　　　　　　B. 贝诺酯

C. 萘丁美酮　　　　　D. 双氯芬酸钠

E. 布洛芬

8. 结构中含二氯苯氨基的药物为（　　　）

9. 结构中含丁酮-2 的药物为（　　　）

10. 结构中含异丁苯基的药物为（　　　）

（四）简答题

1. 阿司匹林中的游离水杨酸杂质是怎样引入的？水杨酸鉴别检查的原理是什么？

2. 试解释下列反应的原理。

阿司匹林 $\xrightarrow{FeCl_3}$ 无变化

阿司匹林 $\xrightarrow{①H_2O，△/② FeCl_3}$ 紫堇色

（五）合成题

1. 以对硝基苯酚为主要原料合成对乙酰氨基酚。

2. 以水杨酸为主要原料合成阿司匹林。

拓展知识

从阿司匹林作为抗炎镇痛药应用于临床至今，非甾体抗炎药（NSAID）的使用已经有一百多年的历史。阿司匹林作用机制的阐明及 COX 同工酶的揭示，为 NSAID 的发展提供了理论依据。传统 NSAID 对 COX-1 和 COX-2 的抑制无选择性导致了严重的胃肠道等不良反应，COX-2 选择性抑制剂的出现解决了这个难题，但是 COX-2 选择性抑制剂存在着增加心血管疾病发生率及肾毒性等缺陷，限制了这类药物的临床使用。COX-2 抑制剂在抗肿瘤临床的应用研究尚待深入；对胃癌、大肠癌等防治作用值得关注；对阿尔茨海默病的预防和减慢疾病进展需长期用药，由于潜在的胃肠道不良反应和心血管风险，其临床治疗的可行性尚待考查。

三、测试题参考答案

（一）单项选择题

1～5：Ａ Ｂ Ｂ Ａ Ｄ　　6～8：Ａ Ｃ Ａ

（二）多项选择题

1. ABCE　2. ACDE　3. ACDE　4. ABDE
5. ABE　6. ACD　7. ABCD　8. ACE　9. CDE
10. ABCDE

（三）配伍选择题

1～3：Ａ Ａ Ｂ　　4～7：Ｂ Ｄ Ｂ Ｄ　　8～10：Ｄ Ｃ Ｅ

（四）简答题

1. 答：在制备过程中，由于酰化反应不完全，使阿司匹林中含有未反应的水杨酸；或因产品储存不当，水解产生水杨酸，故《中国药典》规定需进行水杨酸的限量检查。检查原理是利用铁盐呈色检查。如有游离的水杨酸存在，可与氯化铁生成紫堇色，与标准液在规定时间内比较。

2. 答：阿司匹林分子无游离的酚羟基存在，与 $FeCl_3$ 不发生显色反应。其稀水溶液加热水解，生成了水杨酸和乙酸。生成的水杨酸遇 $FeCl_3$ 试液即显紫堇色。

（五）合成题

1. 答：以对硝基苯酚为主要原料合成对乙酰氨基酚。反应路线如下：

2. 答：以水杨酸为主要原料合成阿司匹林。反应路线如下：

第九章　抗肿瘤药

一、本章复习重点

1. 能够阐述烷化剂类药物的化学结构类型、抗代谢药物的设计原理和抗肿瘤植物药及其衍生物的结构特点，并能够阐述其作用机制。

2. 能够画出各类典型药物氮芥、环磷酰胺、顺铂、尿嘧啶、巯嘌呤、噻替哌、卡莫司汀、白消安、阿糖胞苷、甲氨蝶呤、米托蒽醌的化学结构，并能够阐述其化学名、理化性质、体内代谢及临床用途。

3. 能够阐述环磷酰胺、卡莫司汀的合成路线。

4. 能够叙述烷化剂类药物、金属铂配合物、抗代谢药物、抗肿瘤抗生素、抗肿瘤植物药及衍生物的发展。

二、测试题

（一）单项选择题

1. 具有亚硝基脲结构的药物是（　　）
A. 白消安
B. 阿糖胞苷
C. 美法伦
D. 卡莫司汀
E. 环磷酰胺

2. 具有蒽醌结构的抗肿瘤抗生素是（　　）
A. 他莫昔芬
B. 替尼泊苷
C. 多柔比星
D. 紫杉醇
E. 卡铂

3. 抑制二氢叶酸还原酶的抗肿瘤药是（　　）
A. 甲氨蝶呤
B. 氟尿嘧啶
C. 阿霉素
D. 顺铂
E. 环磷酰胺

4. 化学结构如下的药物的名称为（　　）

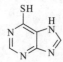

A. 氟尿嘧啶

B. 甲氨蝶呤
C. 巯嘌呤
D. 长春瑞滨
E. 紫杉醇

5. 甲氨蝶呤是（　　）
A. 嘧啶衍生物
B. 吲哚衍生物
C. 叶酸衍生物
D. 吡啶衍生物
E. 喹啉衍生物

6. 抗肿瘤药物噻替哌属于（　　）
A. 乙撑亚胺类烷化剂
B. 氮芥类烷化剂
C. 嘧啶类抗代谢物
D. 嘌呤类抗代谢物
E. 叶酸类抗代谢物

7. 化学结构如下的药物的名称为（　　）

A. 喜树碱
B. 甲氨蝶呤
C. 阿糖胞苷
D. 长春瑞滨
E. 米托蒽醌

8. 下列通过诱导和促使微管蛋白聚合成微管，同时抑制所形成微管的解聚而产生抗肿瘤活性的药物是（　　）
A. 多柔比星
B. 紫杉醇
C. 伊立替康
D. 鬼臼毒素
E. 长春瑞滨

9. 环磷酰胺作为烷化剂的结构特征是（　　）
A. 氯乙基
B. 氧氮磷六环
C. 胺
D. 环上的磷氧代

E. N,N-（β-氯乙基）胺

10. 多柔比星的化学结构特征为（　　）

A. N,N-（β-氯乙基）胺

B. 含有机金属络合物

C. 蒽醌

D. 多肽

E. 羟基脲

（二）多项选择题

1. 下列药物中，为前体药物的是（　　）

A. 伊立替康

B. 卡莫氟

C. 环磷酰胺

D. 噻替哌

E. 顺铂

2. 干扰核酸生物合成的药物有（　　）

A. 白消安

B. 卡莫司汀

C. 甲氨蝶呤

D. 阿糖胞苷

E. 巯嘌呤

3. 可以治疗恶性肿瘤的药物有（　　）

A. 调节激素平衡的药物

B. 抗有丝分裂

C. 直接作用于 DNA 的药物

D. 干扰 DNA 合成的药物

E. 抑制酪氨酸激酶的药物

4. 下列属于烷化剂的药物有（　　）

A. 氟尿嘧啶

B. 苯丁酸氮芥

C. 卡莫司汀

D. 白消安

E. 甲氨蝶呤

5. 符合铂类抗肿瘤药物结构特点的是（　　）

A. 中性络合物

B. 烷基伯胺或环烷基伯胺取代

C. 双齿配位体增加其抗肿瘤活性

D. 平面正方形和八面体构型的铂配合物活性较高

E. 取代配体要具有一定的水解速率

6. 下列描述中，与顺铂不符的是（　　）

A. 顺式-二氯二氨合铂

B. 室温条件下对光不稳定

C. 反式异构体无效

D. 易溶于水

E. 广谱抗肿瘤

7. 下列药物中，直接作用于 DNA 的有（　　）

A. 卡铂

B. 环磷酰胺

C. 卡莫司汀

D. 阿糖胞苷

E. 紫杉醇

8. 属于烷化剂类抗肿瘤药物结构类型的是（　　）

A. 氮芥类

B. 硝基咪唑类

C. 亚硝基脲类

D. 甲磺酸酯类

E. 乙撑亚胺类

9. 下列说法中，正确的是（　　）

A. 抗代谢药物多为广谱抗肿瘤药物

B. 芳香氮芥比脂肪氮芥的毒性小

C. 白消安属于烷化剂类抗肿瘤药物

D. 顺铂的水溶液不稳定，会发生水解和聚合

E. 喜树碱类药物的作用靶点是 DNA 拓扑异构酶

10. 抗肿瘤药物的作用靶点有（　　）

A. 血管内皮生长因子

B. 血管紧张素转化酶

C. 蛋白激酶

D. β-内酰胺酶

E. 环氧合酶

（三）配伍选择题

[1~4 题共用选项]

A. 抗雌激素类药，用于治疗乳腺癌等

B. 抗代谢药物

C. 抗肿瘤抗生素

D. 抗肿瘤植物药

E. 抗肿瘤金属配合物

1. 他莫昔芬是（　　）

2. 紫杉醇是（　　）

3. 卡铂是（　　）

4. 多柔比星是（　　）

[5~8 题共用选项]

D.

E.

5. 噻替哌的结构是（　　　）
6. 白消安的结构是（　　　）
7. 环磷酰胺的结构是（　　　）
8. 卡莫司汀的结构是（　　　）
[9～10题共用选项]
A. 甲氨蝶呤
B. 巯嘌呤
C. 卡莫氟
D. 阿糖胞苷
E. 卡莫司汀
9. 直接作用于 DNA，用于治疗脑瘤的药物是（　　　）
10. 前药是（　　　）

（四）简答题

1. 氮芥类药物的作用机制是什么？是由哪两部分组成的？简述各部分的主要作用。
2. 简述环磷酰胺的潜伏化原理。

（五）合成题

1. 以二乙醇胺为原料合成环磷酰胺。
2. 以氯乙酸乙酯合成氟尿嘧啶。

拓展知识

进入 21 世纪，经典化疗药物面临着耐药性、不良反应等众多挑战，抗肿瘤药物的研发更多倾向于靶向合理药物设计。其中一个重要的靶点是肿瘤血管系统，其关系着肿瘤生长、浸润、转移，而肿瘤血管内皮生长因子（VEGF）通过激动酪氨酸激酶，在其中发挥重要作用，因此以 VEGF 为靶点的抗肿瘤药物已成为研究热点。例如，凡德他尼（vandetanib），作为一个 VEGF2 抑制剂，对 KDR（是血管内皮生长因子受体之一，血管内皮生长因子受体包括 VEGFR1、KDR、FLT4 等）和表皮生长因子受体（EGFR）也有抑制活性，具有良好的活性和药动学性质，已被 FDA 批准用于治疗不能手术、疾病进展或有症状的晚期甲状腺髓样癌。

凡德他尼

三、测试题参考答案

（一）单项选择题

1～5：D C A C C　6～10：A E B E C

（二）多项选择题

1. ABCD　2. CDE　3. ABCDE　4. BCD
5. ABCDE　6. BD　7. ABC　8. ACDE
9. BCDE　10. AC

（三）配伍选择题

1～4：A D E C　5～8：A E C D　9～10：E C

（四）简答题

1. 答：氮芥类药物属于烷化剂，其作用机制是在体内形成缺电子活泼中间体或其他具有活泼的亲电性基团的化合物，进而与生物大分子中含有丰富电子的基团发生共价结合，使其丧失活性或使 DNA 分子发生断裂。

氮芥类药物结构由烷基化部分和载体部分组成。烷基化部分是抗肿瘤活性的功能基团，载体部分改善药物药动学性质，提高选择性，也影响活性和毒性。

2. 答：环磷酰胺作为前药在体外几乎无抗肿瘤活性，进入体内经肝脏活化后发挥作用。首先在肝脏被氧化生成 4-羟基环磷酰胺，通过互变异构与醛基磷酰胺存在平衡，二者在正常组织都可经酶促反应转化为无毒的代谢物4-酮基环磷酰胺及羧基代谢物，对正常组织一般无影响。而肿瘤组织中因缺乏正常组织所具有的酶，不能进行上述转化。代谢物醛基环磷酰胺性质不稳定，反应产生丙烯醛、磷酰氮芥及水解产物去甲氮芥，三者都是较强的烷化剂。磷酰氮芥上的游离羟基在生理 pH 条件下解离成氧负离子，该负离子的电荷分散在磷酰胺的两个氧原子上，降低了磷酰基对氮原子的吸电子作用，从而使磷酰氮芥仍具有较强的烷化能力。

（五）合成题

1. 答：以二乙醇胺为原料合成环磷酰胺，合成路线如下：

2. 答：以氯乙酸乙酯合成氟尿嘧啶，合成路线如下：

第十章 抗 生 素

一、本章复习重点

1. 能够阐述β-内酰胺抗生素的结构特点、分类及构效关系和头孢菌素四代的划分及各代药物的特点。

2. 能够画出各类典型药物(青霉素钠、阿莫西林、头孢氨苄、头孢塞肟钠、氯霉素、苯唑西林钠、克拉维酸钾、氨曲南、红霉素、罗红霉素、克拉霉素、泰利霉素)的化学结构,并能够阐述其化学名称、理化性质、体内代谢及用途。

3. 能够解释青霉素的理化性质及在各种条件下的分解产物和红霉素的理化性质及半合成红霉素衍生物的结构改造方法。

4. 能够设计氯霉素的合成路线。

5. 能够叙述β-内酰胺抗生素的发展及作用机制,半合成青霉素和头孢菌素的结构改造方法及一般合成方法,四环素类抗生素、氨基糖苷类抗生素的化学结构特点、临床应用及不良反应,细菌对氨基糖苷类抗生素产生耐药的主要原因及半合成氨基糖苷类抗生素的结构改造,大环内酯类抗生素的化学结构特点及临床应用。

二、测 试 题

(一)单项选择题

1. 青霉素结构中最不稳定的基团是(　　　)
A. 酰胺侧链　　　　　　B. 苄基
C. β-内酰胺环　　　　　D. 羧基
E. 噻唑环

2. 十五元环的大环内酯类抗生素是(　　　)
A. 红霉素　　　　　　　B. 克拉霉素
C. 琥乙红霉素　　　　　D. 阿奇霉素
E. 罗红霉素

3. 对于青霉素 G,描述不正确的是(　　　)
A. 能口服
B. 易产生过敏
C. 对革兰氏阳性菌效果好
D. 易产生耐药性
E. 是第一个用于临床的抗生素

4. 阿莫西林与克拉维酸联合使用(　　　)
A. 产生协同作用,增强药效
B. 减少或延缓耐药性的发生

C. 形成可溶性复合物,有利于吸收
D. 改变尿液 pH,有利于药物代谢
E. 利用药物间的拮抗作用,克服某些药物的毒副作用

5. 以下抗生素的描述,不正确的是(　　　)
A. 阿奇霉素不耐酸
B. 螺旋霉素是大环内酯类药物
C. 硫酸庆大霉素易产生耐药性
D. 四环素可用于立克次体、支原体、衣原体感染
E. 琥乙红霉素对胃酸稳定

6. 以下描述与红霉素不符的是(　　　)
A. 为大环内酯类抗生素　　B. 为碱性化合物
C. 对酸不稳定　　　　　　D. 环上具有双键
E. 水溶性不好

7. 化学结构如下的药物是(　　　)

A. 头孢氨苄　　　　　　　　　B. 氨苄西林
C. 头孢噻肟　　　　　　　　　D. 头孢克肟
E. 头孢曲松

8. 青霉素在室温和稀酸溶液中会发生的变化是(　　　)
A. 分解为青霉醛和青霉胺
B. 6-氨基上的酰基侧链发生水解
C. β-内酰胺环水解开环,生成青霉酸
D. 发生分子内重排生成青霉二酸
E. 发生裂解,生成青霉酸和青霉醛酸

9. 拼合成青霉素母核的两个环是(　　　)
A. β-内酰胺环和氢化噻嗪环
B. β-内酰胺环和氢化噻唑环
C. β-内酰胺环和氢化噁嗪环
D. β-内酰胺环和氢化吡嗪环
E. β-内酰胺环和氢化吡喃环

10. 下列药物中,不是黏肽转肽酶抑制剂的是(　　　)
A. 氨苄西林　　　　　　　　　B. 氨曲南
C. 亚胺培南　　　　　　　　　D. 头孢曲松
E. 阿米卡星

（二）多项选择题

1. 以下描述与氨苄西林相符的是（　　　）
A. 作用机制是抑制细菌细胞壁的合成
B. 不易产生耐药性
C. 属于半合成青霉素类抗生素
D. 属于广谱抗生素
E. 4 个手性碳，临床用右旋体

2. 下列描述中，属于青霉素钠特点的是（　　　）
A. 在酸性介质中稳定
B. 遇碱使 β-内酰胺环破裂
C. 具有 α-氨基苄基侧链
D. 对革兰氏阳性菌、阴性菌均有效
E. 溶于水不溶于有机溶剂

3. 下列抗生素中,通过干扰蛋白质合成的药物有（　　　）
A. 苯唑西林　　　　　　B. 链霉素
C. 阿奇霉素　　　　　　D. 头孢氨苄
E. 氯霉素

4. 下列属于广谱 β-内酰胺类抗生素的是（　　　）
A. 克拉维酸钾　　　　　B. 氨苄西林
C. 阿莫西林　　　　　　D. 头孢氨苄
E. 头孢克洛

5. 下列药物中，属于红霉素衍生物的是（　　　）
A. 阿奇霉素　　　　　　B. 克拉霉素
C. 琥乙红霉素　　　　　D. 柔红霉素
E. 罗红霉素

6. 下列药物中，对 β-内酰胺酶较稳定的是（　　　）
A. 氨曲南　　　　　　　B. 阿莫西林
C. 替莫西林　　　　　　D. 头孢曲松
E. 头孢噻肟

7. 氯霉素具有的特性是（　　　）
A. 化学结构中含有两个手性碳原子,临床用 1R, 2S-型异构体
B. 对热稳定
C. 长期多次应用可引起骨髓造血系统损伤，产生再生障碍性贫血
D. 主要用于伤寒、斑疹伤寒、副伤寒等
E. 抑制黏肽转肽酶

8. 下列属于 β-内酰胺酶抑制剂的药物为（　　　）
A. 亚胺培南　　　　　　B. 舒巴坦
C. 克拉维酸　　　　　　D. 氨曲南
E. 舒他西林

9. 下列说法中，不正确的是（　　　）
A. 哌拉西林和头孢哌酮的侧链结构相同
B. 四环素多具有酸碱两性
C. 氨苄西林和阿莫西林由于侧链中都含有游离的氨基，都会发生类似的聚合反应

D. 阿米卡星仅对卡那霉素敏感菌有效，而对卡那霉素耐药菌的作用较差
E. 红霉素通过抑制细菌细胞壁的合成，产生抗菌作用

10. 以下描述与红霉素不符的是（　　　）
A. 对酸不稳定
B. 为十五元大环内酯类抗生素
C. 水溶性不好
D. 环上具有双键
E. 结构中包括一个萘环

（三）配伍选择题

[1～4 题共用选项]
A. 氨曲南　　　　　　　B. 亚胺培南
C. 舒巴坦钠　　　　　　D. 克拉维酸钾
E. 替莫西林

1. 属于碳青霉烯类的 β-内酰胺类抗生素的是（　　　）
2. 属于氧青霉烷类的 β-内酰胺类抗生素的是（　　　）
3. 属于青霉烷砜类的 β-内酰胺类抗生素的是（　　　）
4. 属于单环类的 β-内酰胺类抗生素的是（　　　）

[5～7 题共用选项]
A. 红霉素　　　　　　　B. 琥乙红霉素
C. 克拉霉素　　　　　　D. 阿奇霉素
E. 罗红霉素

5. 在胃酸中稳定且无味的抗生素是（　　　）
6. 在肺组织中浓度较高的抗生素是（　　　）
7. 在组织中浓度较高，半衰期较长的抗生素是（　　　）

[8～10 题共用选项]
A. 含青霉烷砜结构的药物
B. 含氧青霉烷结构的药物
C. 含碳青霉烯结构的药物
D. 含并四苯结构的药物
E. 含内酯环结构的药物

8. 克拉霉素是（　　　）
9. 舒巴坦是（　　　）
10. 替加环素是（　　　）

（四）简答题

1. 抗生素按化学结构可分为哪几大类？各举一例药物。
2. 请说明青霉素 G 如何通过结构改造，将其转为耐酸、耐酶、广谱青霉素。

（五）合成题

1. 试述以 6-氨基青霉烷酸（6-APA）为原料合成

氨苄西林路线。

2. 试述以对硝基苯乙酮为原料合成氯霉素路线。

拓展知识

细菌对 β-内酰胺类抗生素产生耐药性往往是由于 β-内酰胺酶,可以通过使用 β-内酰胺酶抑制剂,或者设计对 β-内酰胺酶稳定的抗生素,如多利培南 (doripenem)。较少的一些不具备 β-内酰胺酶的耐药革兰氏阴性菌的耐药机制有两个,一是细菌细胞外膜对药物渗透性降低;二是细菌产生与药物亲和力较低的高分子量青霉素结合蛋白 (PBP),而在革兰氏阳性菌的耐药菌中,仅存在第二种机制。进一步的细菌耐药性研究表明,高分子量 PBP 转肽酶活性中心发生了某些精细变化,对青霉素亲和力降低,而对正常底物亲和力不变,由 PBP 介导的耐药性发展是在高分子量 PBP 中多个氨基酸发生改变。可以通过化学修饰,增强药物与 PBP 的亲和力。例如,在 β-内酰胺类抗生素分子中引入适当的亲脂性基团,寻找既增强 PBP 亲和力,又不过分增大蛋白结合率的药物。

三、测试题参考答案

(一) 单项选择题

1~5:C D A B A   6~10:D C D B E

(二) 多项选择题

1. ACDE   2. BD   3. BCE   4. BCDE   5. ABCE
6. ACDE   7. BCD   8. BCE   9. ADE   10. BCE

(三) 配伍选择题

1~4:B D C A   5~7:B E D   8~10:C A D

(四) 简答题

1. 答:抗生素按化学结构可分为:①β-内酰胺类,如青霉素和头孢氨苄;②四环素类,如多西环素;③氨基糖苷类,如阿米卡星;④大环内酯类,如阿奇霉素;⑤其他类,如氯霉素。

2. 答:耐酸青霉素:6 位侧链引入吸电子基,降低酰胺—CO—上 O 的电子云密度,使该氧原子不易进攻 β-内酰胺环。

耐酶青霉素:①在易受 β-内酰胺酶攻击的部位附近,引入立体结构比较大的基团,造成对酶进攻的位阻;②将 6α-H 以—OCH_3 或—CONH_2 取代,形成空间位阻。

广谱青霉素:6 位侧链引入极性、亲水性取代基,使药物容易通过细菌细胞膜。

(五) 合成题

1. 答:以 6-氨基青霉烷酸 (6-APA) 为原料合成氨苄西林,合成路线如下:

2. 答:以对硝基苯乙酮为原料合成氯霉素,合成路线如下:

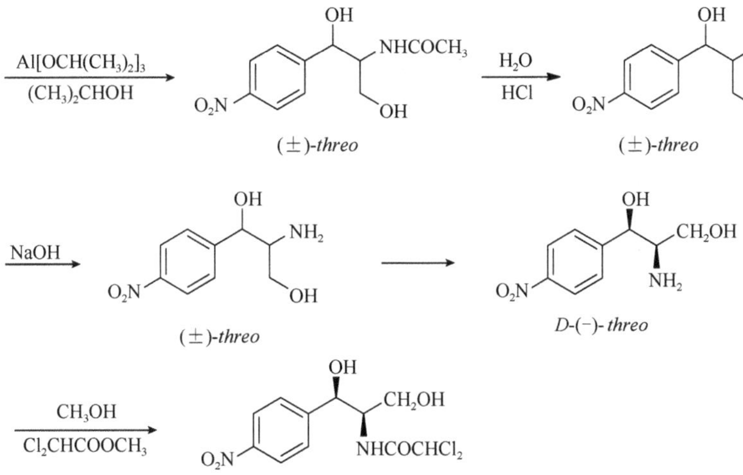
Al[OCH(CH3)2]3
(CH3)2CHOH
OH
NHCOCH3
O2N
OH
(±)-threo
H2O
HCl
OH
NH2 · HCl
O2N
OH
(±)-threo
NaOH
OH
NH2
O2N
OH
(±)-threo
OH
CH2OH
O2N
NH2
D-(−)- threo
CH3OH
Cl2CHCOOCH3
OH
CH2OH
O2N
NHCOCHCl2

第十一章　合成抗菌药物及其他抗感染药物

一、本章复习重点

1. 能够阐述喹诺酮类药物、磺胺类药物及抗菌增效剂、抗结核药物、抗真菌药物、抗病毒药物的化学结构特征、分类、构效关系和作用机制，以及抗菌增效剂的作用机制。

2. 能够画出各类典型药物（吡哌酸、环丙沙星、诺氟沙星、异烟肼、乙胺丁醇、对氨基水杨酸、磺胺嘧啶、甲氧苄啶、硝酸益康唑、氟康唑、金刚烷胺、利巴韦林、阿昔洛韦、阿苯达唑、氯喹、萘啶酸、左氟沙星、加替沙星、斯帕沙星、利福平、奎宁、青蒿素）的化学结构，并能够阐述其化学名、理化性质、体内代谢及临床用途。

3. 能够解释喹诺酮类药物发展概况、结构与毒性的关系，咪唑类驱肠虫药的发展概况；抗疟药物的发展及对天然产物的结构改造发现新药的过程。

4. 能够叙述抗结核药物、利福霉素类抗生素、磺胺类药物、唑类抗真菌药物及其他类抗真菌药物的发展。并能够描述阿昔洛韦的作用机制和HIV蛋白酶抑制剂的概况。

二、测试题

（一）单项选择题

1. 环丙沙星的化学结构为（　　　）

A.

B.

C.

D.

E.

2. 下列有关喹诺酮抗菌药构效关系的描述,错误的是（　　　）

A. 吡啶酮酸环是抗菌作用必需的基本药效基团

B. 3位 COOH 和4位 C=O 为抗菌活性不可缺少的部分

C. 8位与1位以氧烷基成环,使活性下降

D. 6位引入氟原子可使抗菌活性增强

E. 7位引入五元或六元杂环,抗菌活性均增强

3. 关于甲氧苄啶的叙述，不正确的是（　　　）

A. 结构中含有三个甲氧基

B. 属于磺胺类抗菌药

C. 与磺胺类药物合用，使其抗菌作用增强

D. 是二氢叶酸还原酶抑制剂

E. 也可作为部分抗生素的增效剂

4. 受喹诺酮类药物抑制而产生抗菌作用的酶是（　　　）

A. 转肽酶　　　　　B. RNA 聚合酶

C. DNA 螺旋酶　　　D. 分枝菌酸酶

E. 二氢叶酸合成酶

5. 阿昔洛韦临床上主要用于（　　　）

A. 抗真菌感染

B. 抗革兰氏阴性菌感染

C. 免疫调节

D. 抗病毒感染

E. 抗幽门螺杆菌感染

6. 下列药物中，含有鸟嘌呤基的是（　　　）

A. 利巴韦林　　　　B. 奈韦拉平

C. 齐多夫定　　　　D. 依法韦仑

E. 阿昔洛韦

7. 磺胺类药物的活性必需基团是（　　　）

A. 偶氮基　　　　　　B. 4-氨基
C. 百浪多息　　　　　D. 对氨基苯磺酰胺
E. 甲氧基
8. 在喹诺酮类药物分子结构中,引入取代基会影响化合物的活性和光毒性的位次是（　　）
A. 4　　　　　　　　B. 5
C. 6　　　　　　　　D. 7
E. 8
9. 含有三氮唑环的抗病毒药物是（　　）
A. 盐酸金刚烷胺　　　B. 利巴韦林
C. 奈韦拉平　　　　　D. 阿昔洛韦
E. 齐多夫定
10. 以下药物中,为二氢叶酸合成酶抑制剂的是（　　）
A. 溴新斯的明　　　　B. 磺胺嘧啶
C. 阿托品　　　　　　D. 甲氧苄啶
E. 阿司匹林

（二）多项选择题
1. 临床上使用的抗真菌药物按作用机制和结构可分为（　　）
A. 作用于真菌膜上麦角甾醇的药物
B. 麦角甾醇生物合成抑制剂——唑类抗真菌药物
C. 影响真菌细胞壁合成的药物
D. 麦角甾醇生物合成抑制剂——烯丙基胺和鲨烯环氧化酶抑制剂
E. 影响真菌 DNA 合成的药物
2. 喹诺酮类药物通常的不良反应为（　　）
A. 与金属离子络合
B. 光毒性
C. 过敏反应
D. 少数药物有中枢毒性、胃肠道反应和心脏毒性
E. 药物相互作用（细胞色素 P450 酶）
3. 关于唑类抗真菌药物的构效关系,下列总结正确的是（　　）
A. 立体异构与抗真菌活性有关
B. 氮唑上的取代基必须与氮杂环的 3 位氮原子相连
C. 分子中的咪唑环或三氮唑环是必需的
D. 侧链上取代基 R_1 为醇羟基,则药物体外活性非常强
E. 侧链上取代基 R_1、R_2 形成二氧戊环,抗真菌活性强,但肝毒性较大
4. 以下符合异烟肼的描述的是（　　）
A. 抗结核药
B. 以 3-甲基吡啶为原料合成
C. 易和金属离子发生络合反应
D. 代谢产物为 N-乙酰基异烟肼、异烟酸、乙酰

肼等
E. 在碱性条件下易水解
5. 下列叙述中与阿昔洛韦相符的是（　　）
A. 腺嘌呤与开环化合物形成的核苷类抗病毒药
B. 1 位氮上的氢有酸性,可制成钠盐供注射用
C. 其作用机制为干扰病毒的 DNA 合成并掺入病毒的 DNA 中
D. 可用于抗疱疹病毒
E. 为广谱抗病毒药
6. 不宜与富含金属离子的食物、药品同服的药物有（　　）
A. 四环素类　　　　　B. 喹诺酮类
C. 磺胺类　　　　　　D. 氯霉素类
E. 大环内酯类
7. 以下描述与利巴韦林相符的是（　　）
A. 又名三氮唑核苷
B. 为广谱抗病毒药物
C. 属于核苷类化合物
D. 分子中含有鸟嘌呤结构
E. 可以抑制艾滋病前期症状
8. 下列药物属于抗代谢药物的是（　　）

9. 以下描述与奥司他韦相符的是（　　　）
A. 结构中含有六元环己烯酸
B. 属于前药
C. 属于抗代谢抗病毒药物
D. 结构中含有嘧啶环
E. 流感病毒神经氨酸酶抑制剂

10. 下列药物中，属于抗菌药物的是（　　　）

A.

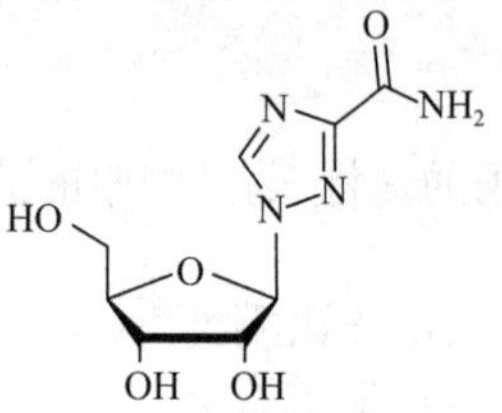

B.

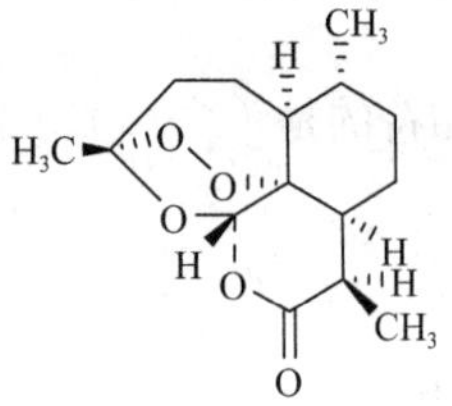

C.

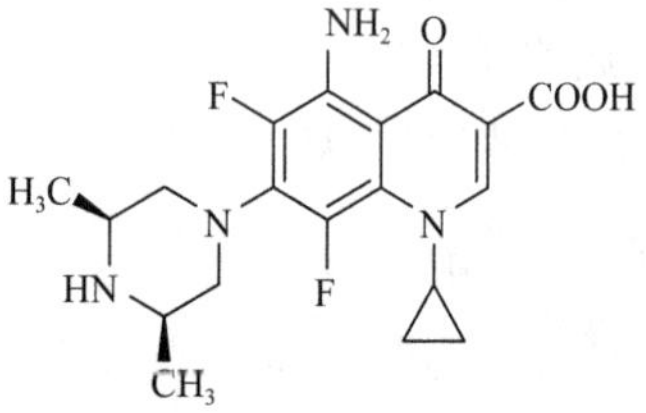

D.

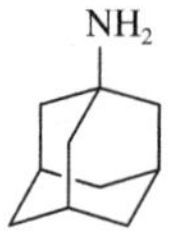

E.

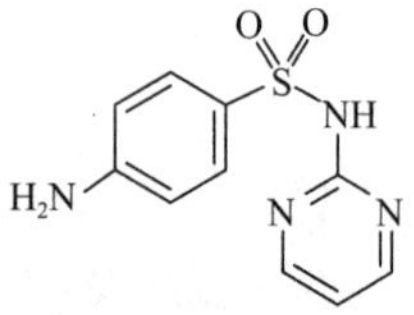

（三）配伍选择题

[1～3 题共用选项]
A. 属于核苷类逆转录酶抑制剂的药物
B. 属于抑制病毒复制初始时期的药物
C. 属于开环核苷类抗病毒药物
D. 属于非开环核苷类抗病毒药物
E. 属于非核苷类抗病毒药物

1. 奈韦拉平（　　　）
2. 齐多夫定（　　　）
3. 阿昔洛韦（　　　）

[4～6 题共用选项]
A. 氟康唑　　　　　B. 阿昔洛韦
C. 酮康唑　　　　　D. 利巴韦林
E. 两性霉素 B

4. 含三氮唑结构的抗病毒药物是（　　　）
5. 含三氮唑结构的抗真菌药物是（　　　）
6. 含咪唑结构的抗真菌药物是（　　　）

[7～10 题共用选项]

A.

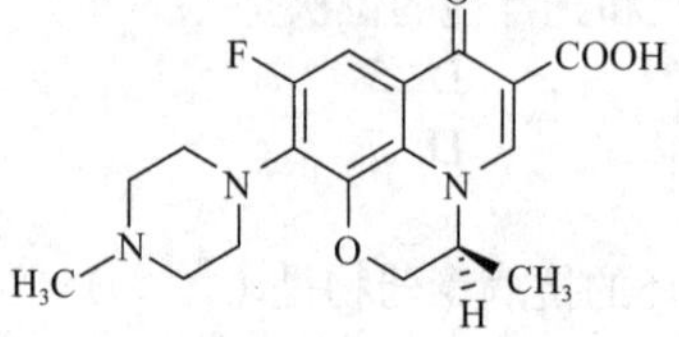

B.

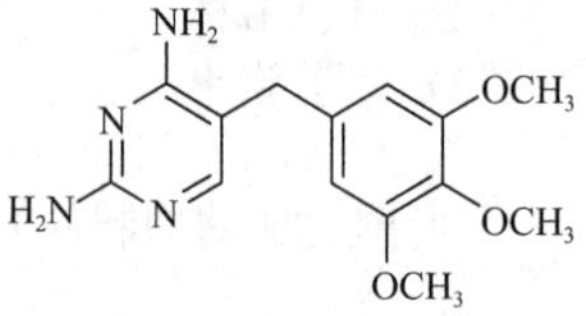

C.

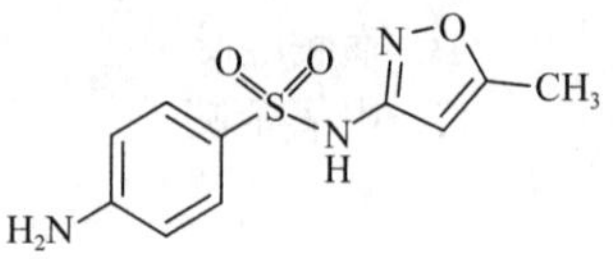

D.

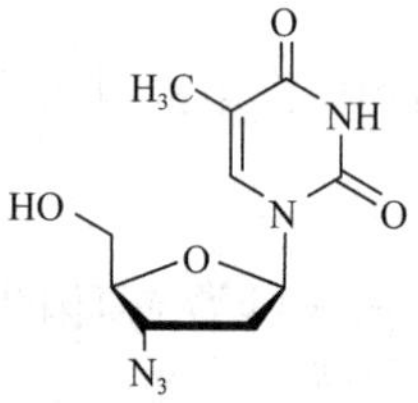

E.

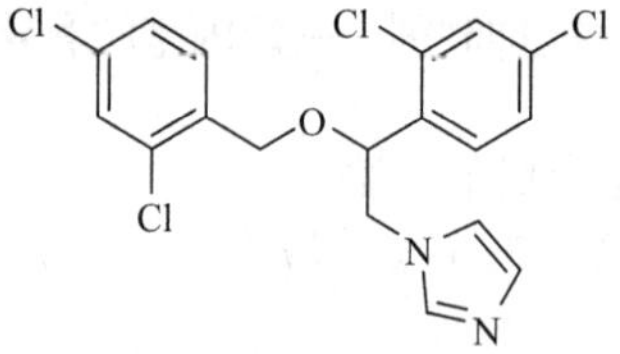

7. 抑制病毒逆转录酶，用于艾滋病治疗的药物是（　　　）

8. 抑制二氢叶酸合成酶，用于抗菌的药物是（　　　）

9. 抑制二氢叶酸还原酶，用作抗菌增效剂的药物是（　　　）

10. 抑制甾醇 14α-脱甲基酶，用于抗真菌的药物是（　　　）

（四）简答题

1. 写出喹诺酮类药物的结构母核，并阐明其构效关系。

2. 试述代谢拮抗的概念，说明磺胺类药物抗菌的作用机制。

（五）合成题

1. 试述以 3-氯-4-氟苯胺为起始原料合成诺氟沙星的路线。

2. 试述以 3-氨基-5-甲基异噁唑为原料合成磺胺甲噁唑的路线。

拓展知识

喹诺酮类药物的新活性研究进展

感染性疾病一直是全球健康的巨大威胁，喹诺酮类药物作为一类经典的含氮杂环药物，已成为临床第三大抗感染药物。近期研究表明，喹诺酮类药物不只有抗菌活性，基于 2-喹诺酮和 4-喹诺酮设计的多个衍生物，还具有抗肿瘤、抗病毒、抗炎、镇痛、利尿等多种生物活性，如 voreloxin 和 quarfloxacin 具有抗肿瘤活性。

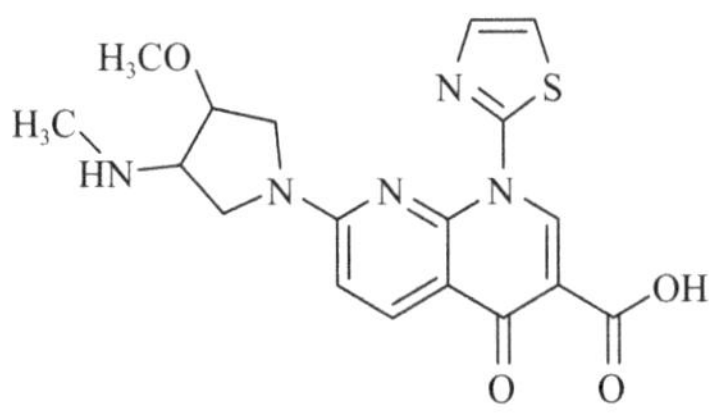

voreloxin

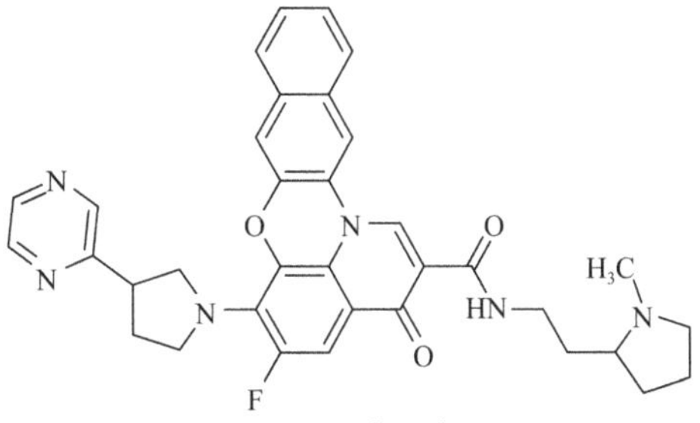

quarfloxacin

三、测试题参考答案

（一）单项选择题

1～5：ECBCD　6～10：EDEBB

（二）多项选择题

1. ABD　2. ABDE　3. ACE　4. ACDE

5. BCDE　6. AB　7. ABE　8. ABDE

9. ABE　10. CE

（三）配伍选择题

1～3：EAC　4～6：DAC　7～10：DCBE

（四）简答题

1. 答：喹诺酮结构母核如下。

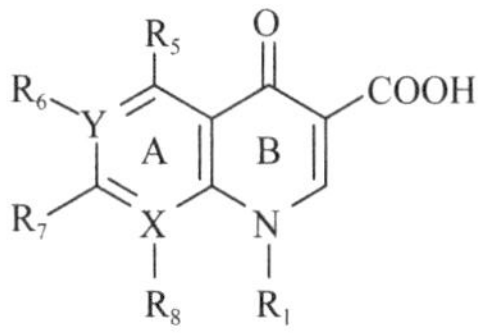

构效关系：A 环是必需结构，B 环可发生较大变动；3 位 COOH 和 4 位羰基为必需基团；1 位 N 可连接脂肪烃、脂环烃或是芳香基团；2 位引入取代基，其活性减弱或消失；5 位引入氨基的抗菌活性最强；6 位引入 F 原子活性最强；7 位引入五元或六元杂环可增加抗菌活性，特别是哌嗪环较好；8 位引入氟、甲氧基、氯、硝基、氨基等均可增强抗菌活性。

2. 答：代谢拮抗：设计与生物体内基本代谢物的结构有某种程度相似性的化合物，使之与基本代谢物竞争或干扰基本代谢物的被利用，或掺入生物大分子中形成伪生物大分子，导致致死性合成（lethal synthesis）从而影响细胞的生长。

磺胺类药物抗菌的作用机制：磺胺类药物能与细菌生长所必需的对氨基苯甲酸（PABA）产生竞争性拮抗，干扰细菌二氢叶酸合成酶对 PABA 的利用。

（五）合成题

1. 答：以 3-氯-4-氟苯胺为起始原料合成诺氟沙星，合成路线如下：

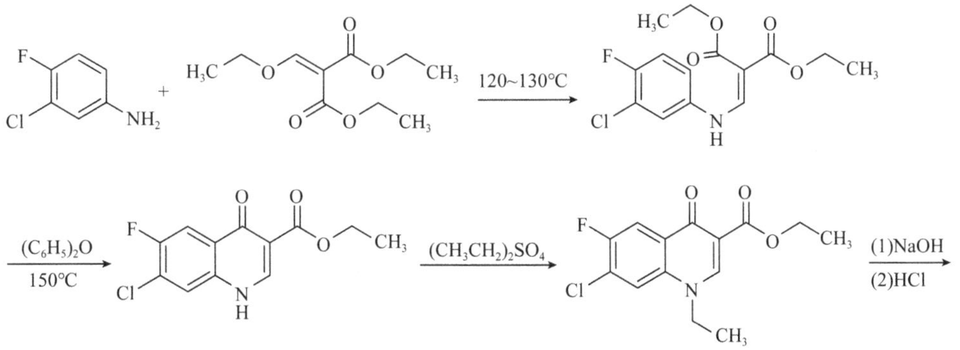

2. 答：以 3-氨基-5-甲基异噁唑为原料合成磺胺甲噁唑，合成路线如下：

第十二章　降血糖药物、骨质疏松治疗药物及利尿药

一、本章复习重点

1. 能够阐述降血糖药、骨质疏松治疗药、利尿药的分类及各类药物的作用机制,以及磺酰脲类口服降血糖药的结构与代谢、作用时间的关系。

2. 能够画出各类典型药物(甲苯磺丁脲、格列本脲、二甲双胍、氢氯噻嗪、氯磺丙脲、格列吡嗪、呋塞米、螺内酯、阿仑膦酸钠、雷洛昔芬、依普黄酮)的化学结构,并能够阐述其化学名、理化性质及用途。

3. 能够叙述磺酰脲类口服降血糖药的发展。

二、测试题

(一)单项选择题

1. α-葡糖苷酶抑制剂降血糖的作用机制是(　　)
A. 增加胰岛素分泌
B. 减少胰岛素清除
C. 增加胰岛素敏感性
D. 抑制葡糖苷酶,加快葡萄糖生成速度
E. 抑制葡糖苷酶,减慢葡萄糖生成速度

2. 下列有关甲苯磺丁脲的叙述,不正确的是(　　)
A. 结构中含有磺酰脲,具有酸性,可溶于氢氧化钠溶液,因此可采用酸碱滴定法进行含量测定
B. 结构中脲部分不稳定,在酸性溶液中受热易分解
C. 可抑制 α-葡糖苷酶
D. 可刺激胰岛素分泌
E. 可减少肝脏对胰岛素的清除

3. 下列口服降糖药中,属于新一代磺酰脲类(又称为第三代)的是(　　)
A. 甲苯磺丁脲
B. 格列美脲
C. 格列本脲
D. 格列吡嗪
E. 氯磺本脲

4. 下列有关磺酰脲类口服降糖药物的叙述,不正确的是(　　)

A. 可水解生成磺酰胺类
B. 结构中的磺酰脲具有酸性
C. 第二代较第一代降糖作用更好,副作用更少,因而用量更少
D. 第一代与第二代的体内代谢方式相同
E. 第二代苯环上的磺酰脲的对位引入了较大结构的侧链

5. 下列与盐酸二甲双胍不符的叙述是(　　)
A. 具有高于一般脂肪胺的强碱性
B. 水溶液显氯化物的鉴别反应
C. 可促进胰岛素分泌
D. 增加葡萄糖的无氧酵解和利用
E. 肝脏代谢少,主要以原型由尿排出

6. 下列利尿药的代谢物是坎利酮的是(　　)
A. 氨苯蝶啶
B. 螺内酯
C. 呋塞米
D. 氢氯噻嗪
E. 乙酰唑胺

7. N-[5-(氨磺酰基)-1,3,4-噻二唑-2-基]乙酰胺的英文通用名是(　　)
A. acetazolamide
B. spironalctone
C. tolbutamide
D. glibenclamide
E. metformin hydrochloride

8. 分子中含有 α,β 不饱和酮结构的利尿药是(　　)
A. 氨苯蝶啶
B. 洛伐他汀
C. 吉非贝齐
D. 氢氯噻嗪
E. 依他尼酸

9. 下述疾病,不是利尿药物的适应证的是(　　)
A. 高血压
B. 青光眼
C. 尿路感染
D. 脑水肿
E. 心力衰竭性水肿

10. 螺内酯和异烟肼在甲酸溶液中反应可生成可溶性的黄色产物，这是因为螺内酯含有结构（　　）

A. 10 位甲基

B. 3 位氧代

C. 7 位乙酰巯基

D. 17 位螺原子

E. 21 位羧基

（二）多项选择题

1. 下列符合甲苯磺丁脲的描述的是（　　）

A. 含磺酰脲结构，具有酸性，可溶于氢氧化钠溶液。因此可采用酸碱滴定法进行含量测定

B. 是临床上使用的第一个口服降糖药

C. 结构中脲部分不稳定，在酸性溶液中受热易分解。此性质可被用于甲苯磺丁脲的鉴定

D. 分子中对位有甲基，易氧化失活

E. 属于第一代磺酰脲类口服降糖药

2. 符合格列本脲描述的是（　　）

A. 含磺酰脲结构，具有酸性，可溶于氢氧化钠溶液

B. 结构中脲部分不稳定，在酸性溶液中受热易分解

C. 属第二代磺酰脲类口服降糖药

D. 为长效磺酰脲类口服降糖药

E. 在体内不经代谢，以原型排泄

3. 符合盐酸二甲双胍的描述的是（　　）

A. 其游离碱呈弱碱性，盐酸盐水溶液呈近中性

B. 水溶液加 10%硝普钠溶液-铁氰化钾溶液-10%的氢氧化钠溶液，3 分钟内溶液呈红色

C. 是肥胖伴胰岛素抵抗的 2 型糖尿病患者首选药

D. 很少在肝脏代谢，几乎全部以原型排出

E. 易发生乳酸的酸中毒

4. 在碱性溶液中的分解产物可发生重氮偶合反应的药物有（　　）

A. 氢氯噻嗪

B. 布美他尼

C. 螺内酯

D. 呋塞米

E. 阿佐噻米

5. 属于高效利尿药的药物有（　　）

A. 依他尼酸

B. 乙酰唑胺

C. 布美他尼

D. 呋塞米

E. 甲苯磺丁脲

（三）配伍选择题

[1～5 题共用选项]

A. N-[2-[4-[[[（环己氨基）羰基]氨基]磺酰基]苯基]乙基]-2-甲氧基-5-氯苯甲酰胺

B. 4-氯-N-[（丙氨基）羰基]苯磺酰胺

C. 4-甲基-N-[（丁氨基）羰基]苯磺酰胺

D. N-[2-[4-[[[（环己氨基）羰基]氨基]磺酰基]苯基]乙基]-5-甲基-2-吡嗪甲酰胺

E. 1，1-二甲基双胍盐酸盐

1. 甲苯磺丁脲属于（　　）

2. 格列本脲属于（　　）

3. 盐酸二甲双胍属于（　　）

4. 氯磺丙脲属于（　　）

5. 格列吡嗪属于（　　）

[6～10 题共用选项]

A. 水溶液加 10%硝普钠溶液-铁氰化钾溶液-10%氢氧化钠溶液，3 分钟内溶液呈红色

B. 在硫酸溶液中加热回流，水解析出沉淀。滤液用氢氧化钠溶液加热中和，即产生正丁胺的臭味

C. 钠盐水溶液加硫酸铜试液生成绿色沉淀。其醇溶液加对二甲氨基苯甲醛后显红色

D. 水溶液水解后生成二磺酰氨基苯胺衍生物

E. 加入一定量的浓硫酸，可呈现红色，并有硫化氢特臭气体产生

6. 与甲苯磺丁脲相符的描述是（　　）

7. 与呋塞米相符的描述是（　　）

8. 与螺内酯相符的描述是（　　）

9. 与氢氯噻嗪相符的描述是（　　）

10. 与盐酸二甲双胍相符的描述是（　　）

[11～15 题共用选项]

A. 呋塞米

B. 依他尼酸

C. 氢氯噻嗪

D. 螺内酯

E. 乙酰唑胺

11. 其化学结构如下图的是（　　）

12. 为白色结晶性粉末，分子中含有 α，β-不饱和酮的是（　　）

13. 在甲酸中，和羟胺盐酸盐、三氯化铁反应产生红色络合物的是（　　）
14. 第一个口服有效的碳酸酐酶抑制剂是（　　）
15. 合成的原料是2,4-二氯苯甲酸的是（　　）

（四）简答题

1. 比较第一代和第二代磺酰脲类口服降糖药物体内代谢的过程。
2. 从螺内酯的结构出发，简述其理化性质、体内代谢特点和副作用。

（五）合成题

1. 写出以间氯苯胺为原料合成氢氯噻嗪的合成路线。
2. 写出以 3-甲氧基苯硫酚为原料合成雷洛昔芬的合成路线。

拓展知识

甲状旁腺素相关肽（parathyroid hormone-related peptide，PTHrP）是一类多肽类激素，在分子结构和信号转导方面与甲状旁腺激素（PTH）有很高同源性，可促进间充质干细胞向成骨细胞方向分化，减少成骨细胞凋亡，同时促进破骨细胞的生成和活性。PTHrP 类似物 abaloparatide 是一种新型骨形成促进剂，其能选择性激动表达于成骨细胞和骨细胞的 PTH 受体（PTH1R），激活下游 cAMP 信号通路，促进成骨作用。在卵巢切除（ovariectomized，OVX）的骨质疏松大鼠模型中，增加皮质骨及海绵骨量，并增加骨强度，骨形成标志物水平升高，而不影响血钙水平、骨吸收指标及皮质骨多孔化。临床试验亦证实 abaloparatide 显著增加 BMD，降低非椎体骨骨折的发生率，且高钙血症发生率低于特立帕肽（abaloparatide 为 3.4%，特立帕特为 6.4%）。

三、测试题参考答案

（一）单项选择题

1~5：E C B D C　　6~10：B A E C B

（二）多项选择题

1. ACDE　2. ABC　3. BCD　4. ADE　5. ACD

（三）配伍选择题

1~5：C A E B D　　6~10：B C E D A
11~15：C B D E A

（四）简答题

1. 答：第一代磺酰脲类口服降糖药物在肝脏内降解氧化为羟基或羧基衍生物而失活，主要从肾脏排出。第二代磺酰脲类口服降糖药物不同于第一代，主要是脂环的氧化羟基化而失活，一半由胆汁经肠道排泄，一半由肾脏排泄。
2. 答：性质如下：螺内酯难溶于水，与一定量的硫酸呈现红色，并有硫化氢臭味，与异烟肼在甲酸溶液中生成可溶性黄色产物，在甲酸中和盐酸羟胺、三氯化铁反应产生红色络合物。代谢：口服后，绝大部分立即被吸收，在肝脏很容易被代谢，生成坎利酮和坎利酮酸。主要副作用：高血钾，抗雄激素样作用。

（五）合成题

1. 答：合成路线如下。

2. 答：合成路线如下。

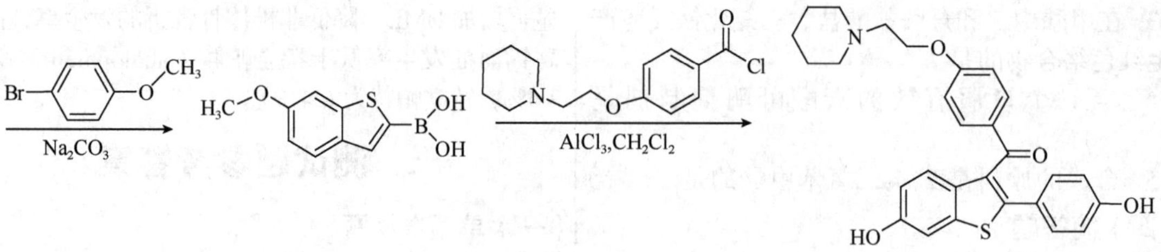
Br
CH3
O
Na2CO3
H3C
O
S
B
OH
OH
N
O
O
Cl
AlCl3,CH2Cl2
N
O
O
HO
S
OH

第十三章　激素类药物

一、本章复习重点

1. 能够阐述甾体药物、前列腺素类药物的结构特征。

2. 能够画出各类典型药物雌二醇、丙酸睾酮、黄体酮、氢化可的松、己烯雌酚、他莫昔芬、米非司酮、炔诺酮、地塞米松的化学结构，并能够阐述其化学名、理化性质、体内代谢及用途。

3. 能够设计丙酸睾酮和己烯雌酚的合成路线。

4. 能够叙述前列腺素类化合物在临床上的用途、胰岛素和降钙素的结构特点及用途、肽类药物的结构特点及特殊的理化性质对其生产、制剂和使用的影响，各类甾体激素药物的作用机制，抗雌激素、抗孕激素的构效关系及各类甾体药物的发展。

二、测　试　题

（一）单项选择题

1. 雌甾烷与雄甾烷在化学结构上的区别是（　　）
A. 雌甾烷具 18 甲基，雄甾烷不具
B. 雄甾烷具 18 甲基，雌甾烷不具
C. 雌甾烷具 19 甲基，雄甾烷不具
D. 雄甾烷具 19 甲基，雌甾烷不具
E. 雌甾烷具 20、21 乙基，雄甾烷不具

2. 甾体的基本骨架（　　）
A. 环己烷并菲　　　B. 环戊烷并菲
C. 环戊烷并多氢菲　D. 环己烷并多氢菲
E. 苯并蒽

3. 可以口服的雌激素类药物是（　　）
A. 雌三醇　　　　　B. 炔雌醇
C. 雌酚酮　　　　　D. 雌二醇
E. 炔诺酮

4. 未经结构改造直接药用的甾体药物是（　　）
A. 黄体酮　　　　　B. 甲睾酮
C. 炔诺酮　　　　　D. 炔雌醇
E. 泼尼松龙

5. 下列关于甲羟孕酮的叙述，错误的是（　　）
A. 化学名为 6α-甲基-17α-羟基孕甾-4-烯-3，20-二酮
B. 本品在乙醇中微溶，水中不溶
C. 失活途径主要是通过 7 位羟化
D. 与羰基试剂的盐酸羟胺反应生成二肟，与异烟肼反应生成黄色的异烟腙化合物
E. 本品用于口服避孕药

6. 雄性激素结构改造可得到蛋白同化激素，主要原因是（　　）
A. 甾体激素合成工业化以后，结构改造工作难度下降
B. 雄性激素结构专属性高，结构稍加改变，雄性活性下降，蛋白同化活性增加
C. 雄性激素已可满足临床需要，不需再发明新的雄性激素
D. 同化激素比雄性激素稳定，不易代谢
E. 同化激素的副作用小

7. 以下化合物中，不是抗雌激素类化合物的是（　　）
A. 雷洛昔芬　　　　B. 氯米芬
C. 米非司酮　　　　D. 他莫昔芬
E. 4-羟基他莫昔芬

8. 和米非司酮合用，用于抗早孕的前列腺素类药物是（　　）
A. 米索前列醇　　　B. 卡前列素
C. 前列环素　　　　D. 前列地尔
E. 地诺前列醇

9. 胰岛素主要用于治疗（　　）
A. 高钙血症　　　　B. 骨质疏松症
C. 糖尿病　　　　　D. 高血压
E. 不孕症

10. 睾酮的化学名称是（　　）
A. 雄甾-4-烯-3 酮-17α-醇
B. 17β-羟基-雄甾-4-烯-3 酮
C. 雄甾-4-烯-3 酮-16α，17β-二醇
D. 19 去甲基-雄甾-4-烯-3 酮-17β-醇
E. 雄甾-4-烯-3 酮-17β 醇-苯甲酸酯

11. 睾酮 17α-位增加一个甲基，其设计的主要考虑是（　　）
A. 可以口服
B. 雄激素作用增加
C. 雄激素作用降低
D. 蛋白同化作用增强
E. 增加脂溶性，有利吸收

12. 对枸橼酸他莫昔芬的叙述，正确的是（　　）
A. 顺式几何异构体活性大
B. 反式几何异构体活性大

C. 对光稳定

D. 对乳腺细胞表现出雌激素样作用，因此用于治疗乳腺癌

E. 化学名为（E）-2-[4-（1，2-二苯基-1-丁烯）苯氧基]-N, N-二甲基乙胺的枸橼酸盐

（二）多项选择题

1. 在甾体药物的合成中,常采用微生物法的反应有（　　）

A. 雌酚酮合成中 A 环的芳化及脱氢

B. 炔诺酮合成中的炔基化

C. 甲睾酮素合成时 17 位上甲基

D. 黄体酮合成中 D 环的氢化

E. 醋酸泼尼松龙合成中 11 位氧化

2. 可在硫酸中显荧光的药物有（　　）

A. 醋酸泼尼松龙　　　B. 黄体酮

C. 甲睾酮　　　　　　D. 炔雌醇

E. 雌二醇

3. 从双烯到黄体酮的合成路线中,采用的单元反应是（　　）

A. 氧化　　　B. 还原　　　C. 酰化

D. 水解　　　E. 成盐

4. 属于肾上腺皮质激素的药物有（　　）

A. 醋酸甲地孕酮　　　B. 醋酸可的松

C. 醋酸地塞米松　　　D. 己烯雌酚

E. 醋酸泼尼松龙

5. 雌甾烷的化学结构特征是（　　）

A. 10 位角甲基　　　B. 13 位角甲基

C. A 环芳构化　　　D. 17α-OH

E. 11β-OH

6. 雌激素拮抗剂有（　　）

A. 阻抗型雌激素　　　B. 非甾体雌激素

C. 三苯乙烯抗雌激素　D. 芳构酶抑制剂

E. 缓释雌激素

7. 下面哪些药物属于孕甾烷类（　　）

A. 甲睾酮　　　　　　B. 可的松

C. 睾酮　　　　　　　D. 雌二醇

E. 黄体酮

8. 甾体药物按其结构特点可分为（　　）

A. 肾上腺皮质激素类　B. 孕甾烷类

C. 雌甾烷类　　　　　D. 雄甾烷类

E. 性激素类

9. 现有 PG 类药物具有的药理作用是（　　）

A. 抗血小板凝集

B. 作用于子宫平滑肌，抗早孕，扩宫颈

C. 抑制胃酸分泌

D. 治疗高钙血症及骨质疏松症

E. 作用于神经系统

（三）配伍选择题

[1～5 题共用选项]

A. 17β-羟基-17α-甲基雄甾-4-烯-酮

B. 11β, 17α, 21-三羟基孕甾-1，4-二烯-3，20-二酮-21-醋酸酯

C. 雌甾-1，3，5（10）-3，17β-二醇

D. 17α-羟基-6-甲基孕甾-4，6-二烯-3，20-醋酸酯

E. 孕甾-4-烯-3，20-二酮

1. 雌二醇的化学名为（　　　）

2. 甲睾酮的化学名为（　　　）

3. 黄体酮的化学名为（　　　）

4. 醋酸泼尼松龙的化学名为（　　　）

5. 醋酸甲地孕酮的化学名为（　　　）

[6～10 题共用选项]

A. 泼尼松　　　　　　B. 炔雌醇

C. 苯丙酸诺龙　　　　D. 甲羟孕酮

E. 甲睾酮

6. 雄激素类药物是（　　　）

7. 同化激素是（　　　）

8. 雌激素类药物是（　　　）

9. 孕激素类药物是（　　　）

10. 皮质激素类药物是（　　　）

[11～15 题共用选项]

A. 甲睾酮　　　　　　B. 苯丙酸诺龙

C. 甲地孕酮　　　　　D. 雌二醇

E. 黄体酮

11. 3-位有羟基的甾体激素是（　　　）

12. 临床上注射用的孕激素是（　　　）

13. 临床上用于治疗男性缺乏雄激素的甾体激素是（　　　）

14. 用于恶性肿瘤手术前后，骨折后愈合的激素是（　　　）

15. 与雌激素配伍用作避孕的孕激素是（　　　）

（四）简答题

1. 雌激素与孕激素合并用药为什么可以避孕？

2. 雌激素活性结构要求什么基团？

（五）合成题

1. 写出以对甲氧基苯甲醛为原料合成己烯雌酚的合成路线。

2. 写出丙酸睾酮的合成路线。

拓展知识

他莫昔芬（tamoxifen）是一种非甾体类雌激素拮抗剂，广泛应用于雌激素受体阳性的乳腺癌患者，而其新适应证扩展用于不排卵性不育症。他莫昔芬在诱导排卵方面的作用机制是通过下丘

脑-垂体-卵巢轴影响垂体促性腺激素释放,促进卵巢发育,使雌激素水平上升,触发促黄体生成素(luteotropic hormone,LH)出现峰值,从而诱发排卵。目前推荐对氯米芬有抗药性或用药不耐受的部分患者使用他莫昔芬。

他莫昔芬(tamoxifen)

三、测试题参考答案

(一)单项选择题

1~5:D C B A C　6~10:B C A C B

11~12:A A

(二)多项选择题

1. AE　2. CDE　3. ABD　4. BCE　5. BC

6. ACD　7. BE　8. BCD　9. ABC

(三)配伍选择题

1~5:C A E B D　6~10:E C B D A

11~15:D E A B C

(四)简答题

1. 答:正常妇女垂体前叶分泌卵泡刺激素(FSH)刺激卵巢卵泡生长发育,并促进卵泡膜细胞分泌雌激素。当卵泡成熟,体内雌激素增加到一定水平时,雌激素则转而反馈地抑制 FSH 的分泌,并促使垂体前叶释放黄体生成素(LH),来干扰雌激素的作用。这样在LH和FSH的共同作用下,成熟卵泡发生排卵和形成黄体并分泌黄体酮。黄体酮具有对LH分泌的反馈性抑制作用。因此如果外源性给妇女用黄体酮,则使排卵期血浆中LH高峰消失;如果用雌激素则能抑制FSH分泌,使卵泡的生长成熟过程受抑制,因而没有成熟的卵泡可提供排卵。因此,雌激素与孕激素(黄体酮),合并用药可避孕。

2. 答:经研究发现雌激素和受体的结合,需要诱导物分子 C3 和 C17 两端均有羟基。曾设想当分子中可以形成氢键的基团(如酮、酚羟基及醇羟基等)之间距离为 0.855 nm 时,具有最适宜的雌激素活性结构要求。

(五)合成题

1. 答:合成路线如下。

2. 答:合成路线如下。

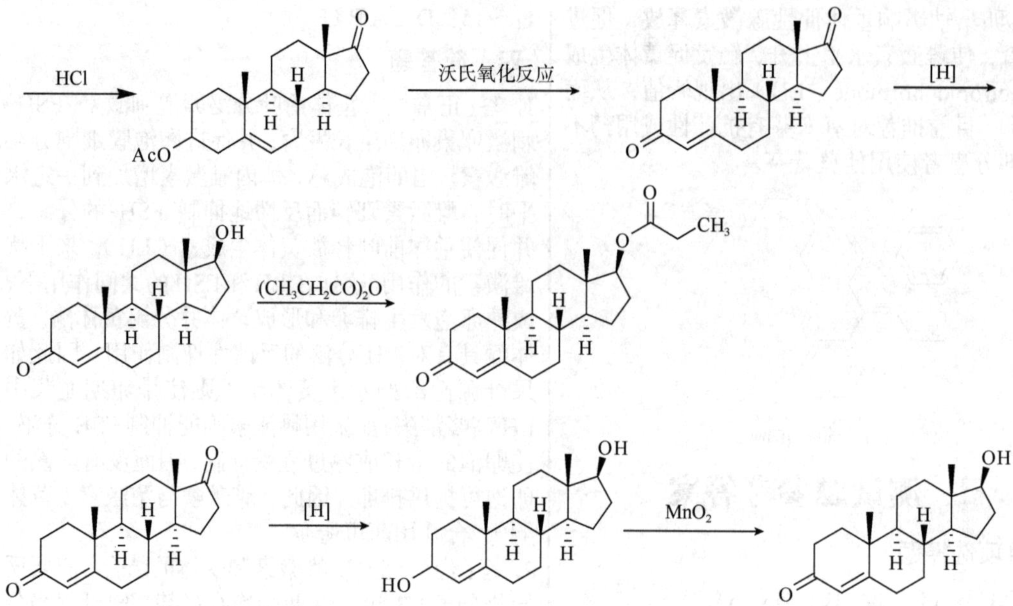
HCl
AcO
沃氏氧化反应
[H]
OH
(CH3CH2CO)2O
CH3
[H]
HO
MnO2

第十四章 维 生 素

一、本章复习重点

1. 能够阐述脂溶性维生素、水溶性维生素的分类和结构特征。
2. 能够画出各类典型药物维生素 A、维生素 D、维生素 E、维生素 K$_3$、维生素 B$_1$、维生素 B$_2$、生物素、维生素 C 的化学结构，并能够阐述其化学名称、理化性质、活性形式及用途。
3. 能够叙述维生素 H 的结构特点及用途。

二、测 试 题

（一）单项选择题

1. 下面叙述中，与维生素 A 不符的是（　　）
A. 维生素 A 的化学稳定性比维生素 A 醋酸酯高
B. 维生素 A 对紫外光不稳定
C. 维生素 A 在视网膜转变为视黄醛
D. 维生素 A 对酸不稳定
E. 维生素 A 的生物效价用国际单位（IU）表示

2. 维生素 B$_{12}$ 可用于（　　）
A. 脚气病　　　　　　B. 夜盲症
C. 坏血病　　　　　　D. 恶性贫血
E. 佝偻病

3. 维生素 D 是甾醇衍生物的原因是（　　）
A. 具有环戊烷氢化菲的结构
B. 光照后可转化为甾醇
C. 由甾醇 B 环开环衍生而得
D. 具有甾醇的基本性质
E. 其体内代谢物是甾醇

4. 维生素 D$_3$ 的活性代谢物为（　　）
A. 维生素 D$_2$
B. 1，25-二羟基维生素 D$_2$
C. 25-羟基维生素 D$_3$
D. 1α，25-二羟基维生素 D$_3$
E. 24，25-二羟基维生素 D$_3$

5. 不符合维生素 H 的叙述的是（　　）
A. 含噻吩并咪唑环　　B. 水溶性维生素
C. 是多个酶的辅基　　D. 水溶液呈中性
E. 可能有 8 个立体异构体

6. 维生素 H 的主要用途是（　　）
A. 防止坏血病　　　　B. 婴儿脂溢性皮炎
C. 治疗妊娠呕吐　　　D. 生物素缺乏症

E. 脚气病

7. 盐酸吡多辛又名（　　）
A. 维生素 A　　　　　B. 维生素 B$_1$
C. 维生素 B$_2$　　　　D. 维生素 B$_6$
E. 维生素 B$_{13}$

8. 维生素 C 有酸性，是因为其化学结构上有（　　）
A. 羧基　　　　　　　B. 无机酸根
C. 酸羟基　　　　　　D. 共轭系统
E. 连二烯醇

9. 下列叙述与维生素的概念不相符合的（　　）
A. 维持人体正常代谢功能所必需的微量物质
B. 只能从食物中摄取
C. 细胞的一个组成部分
D. 不能供给体内能量
E. 体内需保持一定水平

（二）多项选择题

1. 属于水溶性维生素的有（　　）
A. 维生素 A　　　　　B. 维生素 C
C. 维生素 K$_1$　　　　D. 氨苄西林
E. 核黄素

2. 下列药物的立体异构体作用强度不同的是（　　）
A. 葡萄糖　　　　　　B. 维生素 C
C. 维生素 A　　　　　D. 维生素 H
E. 萘普生

3. 下列关于维生素 C 的叙述，正确的是（　　）
A. 维生素 C 又名抗坏血酸
B. 本品可发生酮式-烯醇式互变，有三个互变异构体，其在水溶液中主要以烯醇存在
C. 抗坏血酸分子中有两个手性碳原子，故有 4 个光学异构体
D. 本品水溶液易被空气中的氧氧化生成去氢抗坏血酸，氧化速度由 pH 和氧的浓度决定，且受金属离子催化
E. 维生素 C 在各种维生素中用量最大。除药用外，利用其还原能力，对食品有保鲜作用

4. 属于脂溶性维生素的有（　　）
A. 维生素 A　　　　　B. 维生素 C
C. 维生素 K　　　　　D. 氨苄西林
E. 核黄素

5. 下列叙述与维生素 D 类相符的是（　　）

A. 都是甾醇衍生物

B. 其主要成员是维生素 D_2、维生素 D_3

C. 是水溶性维生素

D. 临床主要用于抗佝偻病

E. 不能口服

（三）配伍选择题

[1~5 题共用选项]

A. 维生素 A 乙酸酯　　B. 维生素 B_1

C. 维生素 K_3　　D. 维生素 B_2

E. 维生素 B_6

1. 用于治疗干眼症、夜盲症、皮肤干燥等的是（　　）

2. 用于治疗新生儿出血症的是（　　）

3. 用于治疗脚气病、复发性神经炎等的是（　　）

4. 用于治疗妊娠呕吐、脂溢性皮炎、糙皮症等的是（　　）

5. 用于治疗唇炎、舌炎、脂溢性皮炎等的是（　　）

[6~10 题共用选项]

A. 开环胆甾　　B. 苯并二氢吡喃

C. 噻吩并咪唑啉　　D. 壬四烯

E. 连二烯醇

6. 维生素 E 的重要结构部分是（　　）

7. 维生素 D_2 的重要结构部分是（　　）

8. 维生素 C 的重要结构部分是（　　）

9. 维生素 A 的重要结构部分是（　　）

10. 维生素 H 的重要结构部分是（　　）

（四）简答题

1. 为使维生素 A 不被破坏可以采取什么方法（至少举出三种）？

2. 维生素 C 在储存中变色的主要原因是什么？

（五）合成题

1. 写出以 *D*-山梨醇为原料的维生素 C 的合成路线。

2. 写出以 4-甲基-5-乙氧基噁唑为原料的维生素 B_6 的合成路线。

拓展知识

帕立骨化醇（paricalcitol）是合成维生素 D_2 类似物，是一种选择性第 3 代维生素 D 受体激动剂，化学名称为 19-去甲-1α，25-二羟基维生素 D_2，商品名为胜普乐。帕立骨化醇选择性地作用于甲状旁腺，可通过负反馈通路降低甲状旁腺激素（PTH）的水平，对血钙及血磷水平的影响作用是骨化三醇的 1/10，高血钙和血管钙化的风险较低，用于预防和治疗与慢性肾病相关的继发性甲状旁腺功能亢进症（secondary hyperparathyroidism, SHPT）。于 1998 年 4 月在美国上市，2013 年在中国上市。

三、测试题答案

（一）单项选择题

1~4：A D C D　5~9：D D D E C

（二）多项选择题

1. BE　2. ABCDE　3. ABCDE　4. AC　5. ABD

（三）配伍选择题

1~5：A C B E D　6~10：B A E D C

（四）简答题

1. 答：采取方法如下。溶于含维生素 E 的油中；加入对羟基叔丁基茴香脑；密闭容器，充入氮气。

2. 答：主要原因是去氢维生素 C 在无氧条件下就容易发生脱水和水解反应。在酸性介质中受质子催化，反应速度比在碱性介质中快，进而脱羧生成呋喃甲醛，呋喃甲醛易于聚合而呈现黄色斑点。

（五）合成题

1. 答：合成路线如下。

2. 答：合成路线如下。

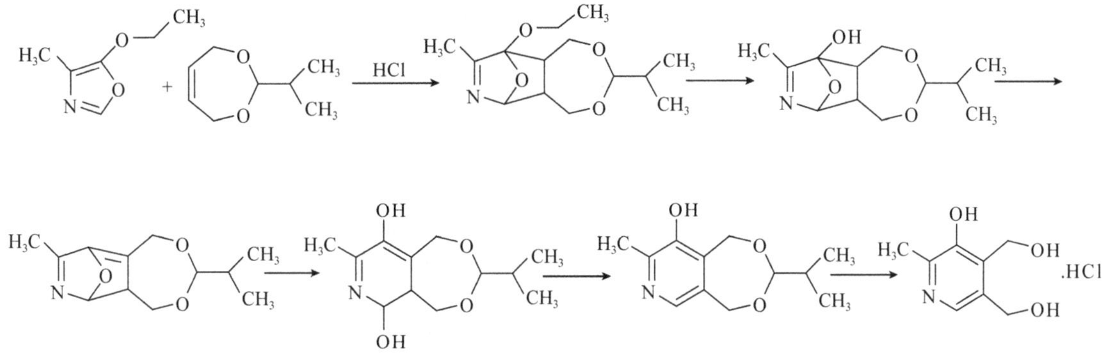

H3C
O
CH3
N
O
+
O
O
CH3
CH3
HCl
OH
.HCl

参 考 文 献

白先鲁，陈凯先. 2011. 高等药物化学. 北京：化学工业出版社，629-916.

刘佳，高艳虹. 2018. 甲状旁腺素相关肽治疗绝经后骨质疏松症的研究进展. 中国骨质疏松杂志，24（11）：67-68.

唐令利，张鹏，王先龙. 2015. β_2 肾上腺素受体结构研究进展. 药物化学，3：1-10.

王志强. 2012. 选择性 β_2 受体激动剂的研究进展. 儿科学杂志，18（2）：47-50.

吴淑燕，顾洒洒，李晓莉，等. 2011. 维生素 D 类似物帕立骨化醇的药理作用研究进展. 中国药学杂志，22：1700-1703.

张帅，郭魏巍，申雷. 2015. 药物代谢在药品开发中的作用. 中国现代药物应用，8（23）：209-210.

中国食品药品监督管理总局. 2015. 化学药品注册分类改革工作方案（征求意见稿）.

Dhiman P，Arora N，Thanikachalam PV, et al. 2019. Recent advances in the synthetic and medicinal perspective of quinolones：A review. Bioorg. Chem., 92：103-291.

Dove S，Elx S，Seifert R，et al. 2004. Structure-activity relationships of histamine H-2 receptor ligands. Mini-rev Med Chem，4（9）：941-954.

Giri P，Naidu S，Patel N，et al. 2017. Evaluation of in vitro cytochrome P450 inhibition and in vitro fate of structurally diverse N-oxide metabolite：case studies with clozapine，levofloxacin，roflumilast，voriconazole and vopiclone. Eur J Drug Metab Pharmacokinet，42（4）：677-688.

Homburg R. 2005. Clomiphene citrate-end of an era？ A mini-review. Hum Reprod，20（8）：2043-2051.

Lin ZX，Zhang QW，Luo WH. 2016. Angiogenesis inhibitors as therapeutic agents in cancer：challenges and future directions. Eur J Pharmacol，793：76-81.

Nevriana A，Moller J，Laflamme L，et al. 2017. New，occasional，and frequent use of zolpidem or zpopiclone（alone and in combination）and the risk of injurious road traffic crashes in older adult drivers：a population-based case-control and case-crossover study. CNS Drugs，31：711-722.

Shirley M. 2017. Abaloparatide，first global approval. Drugs，77（12）：1-6.

Tariq SH，Pulisetty S. 2008. Pharmacotherapy for insomnia. Clin Geriatr Med，24（1）：93-105.